AF591458

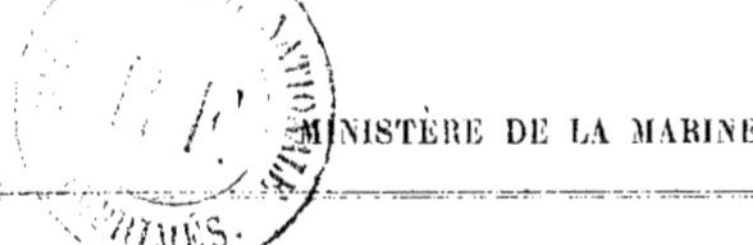

MINISTÈRE DE LA MARINE.

INSTRUCTION MÉDICALE

POUR SERVIR DE GUIDE AUX CAPITAINES DES BÂTIMENTS DÉPOURVUS DE MÉDECINS

ET QUI SONT MUNIS DES COFFRES À MÉDICAMENTS N° 2 OU N° 3.

Cette Instruction comprend quatre parties :

La première partie est une énumération des médicaments internes et externes, des objets de pansements, des désinfectants et du matériel mis à la disposition des capitaines avec les indications nécessaires sur leur mode d'emploi et sur la manière de faire un pansement.

La deuxième partie énumère les maladies les plus fréquentes à bord, donne les moyens de les reconnaître, et indique les soins à donner aux malades.

La troisième partie indique les soins à donner aux blessés et aux victimes d'accidents.

La quatrième partie résume enfin les précautions hygiéniques à prendre pour maintenir les équipages en bonne santé.

PREMIÈRE PARTIE.

ÉNUMÉRATION DES MÉDICAMENTS ET OBJETS DE PANSEMENT AVEC LE MODE D'EMPLOI [1].

Médicaments pour l'usage interne.

1. *Alcoolat de cochléaria.* — Une cuillerée à café dans un verre d'eau en gargarisme contre les maladies des gencives et le scorbut.

Dans le cas de scorbut, une cuillerée à bouche dans un verre d'eau sucrée, pour boire dans la journée.

2. *Alcoolé de quinquina.* — Se donne en potion, à la dose de 40 gouttes dans un peu de vin sucré, aux convalescents, ou, dans les maladies graves, en cas de grande faiblesse.

---

[1] On ne doit jamais se servir d'un médicament ou d'un pansement sans lire son mode d'emploi sur l'Instruction médicale.

Les médicaments en paquets ou sous forme de comprimés ne sont sortis du paquet ou du tube qu'au moment de les donner aux malades.

Les doses indiquées dans cette notice sont toujours des doses pour adultes quand il n'y a aucune indication.

Toujours se défier des médicaments enfermés dans des flacons colorés et de ceux portant une étiquette rouge.

On peut aussi préparer d'avance du vin de quinquina, en mettant, pour un litre de vin, 4 cuillerées à bouche d'alcoolé au quinquina. Ce vin de quinquina sera avantageusement donné à la dose d'un verre à bordeaux par jour aux hommes qui ont eu la fièvre intermittente. Le vin de quinquina se prend après le repas, jamais à jeun. Agiter chaque fois la bouteille.

3. *Antipyrine.* — Se donne à la dose de 1 à 3 comprimés dans un peu d'eau sucrée. On commence par un comprimé et si l'on n'est pas soulagé, un quart d'heure après, on en prend un second, un quart d'heure après on peut encore en prendre un troisième, etc.; mais jamais on ne doit dépasser en tout quatre comprimés.

Se donne contre les violentes douleurs, comme la sciatique et les douleurs de dents, spécialement dans les forts maux de tête et la migraine.

4. *Chlorate de potasse.* — 12 comprimés de chlorate de potasse, dissous dans un verre d'eau chaude, pour se gargariser pendant la journée, ou simplement laisser fondre un comprimé dans la bouche. On peut répéter cette opération cinq à six fois par jour.

Dans les cas de maux de gorge et de gencives saignantes malades.

5. *Chlorhydrate de quinine.* — Contre la fièvre intermittente. Donner, par jour, deux comprimés dans les mers d'Europe. Aller jusqu'à trois comprimés dans les pays chauds.

Quand la fièvre a été coupée, il est bon pour l'empêcher de revenir, de donner au malade un comprimé tous les jours, pendant cinq à six jours de suite.

6. *Éther sulfurique.* — A faire respirer en cas de syncope ou d'étourdissement en en versant quelques gouttes sur un mouchoir.

En donner 20 gouttes dans un peu d'eau sucrée pour calmer les coliques.

Ne jamais approcher le flacon d'éther d'une flamme ou du feu de crainte d'incendie.

7. *Extrait de réglisse.* — Se donne à sucer dans les maladies où la toux est pénible, quand la voix est rauque.

Sert aussi à faire des tisanes quand la soif est ardente et dans le cas de chaude-pisse en faisant simplement dissoudre un morceau d'extrait de réglisse dans un litre d'eau bouillie.

8. *Feuilles de thé.* — S'emploient en infusion stimulante, une cuillerée à café ou une pincée de feuilles de thé pour un quart de litre d'eau portée à l'ébullition (ébullition à gros bouillon). Passer après cinq minutes d'infusion.

9. *Huile de ricin.* — C'est un purgatif; se donne à jeun, à la dose de une à deux cuillerées à soupe dans un peu de bouillon ou de café noir.

Dans le cas de coliques avec constipation et toutes les fois qu'un malade reste deux jours sans aller à la selle.

10. *Ipéca en poudre.* — C'est un vomitif.

Deux paquets pris, à cinq minutes d'intervalle, dans un peu d'eau, et suivis de quelques verres d'eau tiède font sûrement vomir.

Dans les cas de maux de gorge, de bronchite, d'indigestion, d'empoisonnement.

L'ipéca est encore un excellent remède contre la dysenterie; mais, dans ce cas, comme nous le verrons au sujet de cette maladie, il ne s'agit pas de faire vomir le malade, et on l'administre d'une autre façon. (Voir p. 25.)

11. *Laudanum.* — 20 gouttes dans un demi-verre d'eau sucrée par vingt-quatre heures. Chez les sujets au-dessous de vingt ans, on donnera autant de gouttes que le sujet compte d'années; ainsi à un sujet de treize ans, on donnera 13 gouttes. N'en jamais donner aux enfants au-dessous de 3 ans, si par hasard il s'en trouvait à bord. Se servir toujours du compte-gouttes.

Pour calmer la toux en cas de bronchite.

Mélangé au sous-nitrate de bismuth pour soigner la diarrhée et la dysenterie.

Se donne aussi en lavement, à la dose de 15 gouttes dans un demi-verre d'eau tiède, dans les cas de coliques très violentes. 30 à 40 gouttes sur un cataplasme quand les douleurs sont très vives.

12. *Opiat au copahu et cubèbe.* — Gros comme une noix par jour en cas de chaude-pisse quand la douleur a diminué.

On peut le prendre en petites boulettes dans du pain azyme ou dans du papier à cigarettes, pour ne pas sentir le goût.

13. *Pain azyme rond.* — Légèrement imbibé d'eau, sert à prendre les médicaments pour ne pas en sentir le goût (opiat, ipéca, etc.)

14. *Salicylate de soude* (paquets de 2 grammes). — Un à deux paquets par jour dans un grand verre de tisane de réglisse ou d'eau sucrée, à prendre par petites gorgées dans la journée en cas de rhumatisme aigu avec fièvre. Cesser le médicament dès que le malade n'a plus de fièvre, et en tous cas n'en pas continuer l'usage plus de 8 jours.

15. *Sous-nitrate de bismuth* (paquets de 2 grammes). — Un paquet mélangé avec 20 gouttes de laudanum dans un verre d'eau sucrée contre la diarrhée et la dysenterie, à prendre en quatre fois dans une journée. Agiter chaque fois.

16. *Sulfate de soude* (paquets de 20 grammes). — C'est un purgatif. Un paquet dissous dans un verre d'eau chaude, à boire à jeun, quand il est refroidi. Se donne en potion par demi ou quart de paquet dans le cas de diarrhée, dysenterie. (Voir p. 26.)

Si la provision de sulfate de soude se trouvait accidentellement épuisée, on pourrait purger le malade avec un verre d'eau de mer. (S'abstenir de l'eau des darses.)

78. *Lait concentré.* — (Voir p. 11.)

Médicaments pour l'usage externe.

18. *Acide borique.* — Est en paquets, mais s'emploie en solution comme l'acide phénique, l'acide picrique.

98. *Solution d'acide borique.* — La solution boriquée se prépare en mettant un paquet d'acide borique à dissoudre dans un litre d'eau bouillante. Si l'on n'a pas de flacon, une bouteille bien rincée à l'eau bouillante peut le remplacer. Y coller une étiquette.

Après refroidissement, cette solution sert à faire le lavage et le pansement des plaies qui siègent près des yeux, de la bouche. Elle sert aussi à laver les paupières en cas de maladie des yeux, à se gargariser en cas d'angine, maux de gorge.

Enfin, cette eau boriquée remplace l'eau phéniquée pour les pansements, chez les femmes et les enfants.

Eau bouillie. — L'eau récemment bouillie un quart d'heure est dépourvue de germes et est excellente pour remplacer la solution boriquée (98) et la solution phéniquée faible (99-B) quand celles-ci manquent, ou quand il y a lieu.

On doit toujours se servir d'eau récemment bouillie un quart d'heure pour préparer à bord les solutions boriquées, phéniquées et picriquées.

19. *Acide phénique en solution dans la glycérine.* — C'est une solution très concentrée, en vue de ménager la place. Elle ne sert qu'à la préparation de l'eau phéniquée forte à 50 p. 1000, quand cette dernière est épuisée.

Cet acide phénique en solution dans la glycérine est non seulement un poison violent, mais un caustique dangereux; aussi faut-il éviter soigneusement dans la préparation de l'eau phéniquée d'en laisser tomber sur les mains. Elle est colorée en rouge pour éviter les erreurs.

99. *Eau phéniquée forte à 50 p. 1000.* — Pour renouveler cette solution forte, à 50 p. 1000, on verse dans le flacon de 1 litre, à étiquette vitrifiée, 3 pleines éprouvettes (9 centilitres) d'acide phénique en solution dans la glycérine (19) et on remplit le flacon d'eau récemment bouillie.

On obtient ainsi une solution à 50 p. 1000. (Sert à laver les piqûres venimeuses.)

A. Cette solution phéniquée forte s'emploie mélangée à l'eau chaude à parties égales, ce qui fait une solution à 25 p. 1000 et qui sert, pour les pansements antiseptiques :

1° Pour donner des bains de main tièdes, dans les cas de panaris et de phlegmon de la main lorsque la peau est intacte;

2° Pour laver, après savonnage, les mains de la personne qui doit faire le pansement;

3° Pour laver les plaies à l'aide de petits tampons de coton avant de les panser.

B. Eau phéniquée faible à 10 p. 1000.

La solution forte à 50 p. 1000, même étendue de son volume d'eau tiède, est encore trop caustique pour imbiber les pièces de pansements. Il faut étendre cette solution forte de quatre fois son volume d'eau chaude pour obtenir l'eau phéniquée faible à 10 p. 1000. C'est avec cette solution faible à 10 p. 1000 que l'on imbibera les gazes ou pièces de pansements destinées à séjourner sur les plaies.

Ces pièces de pansements ne seront appliquées sur les plaies qu'après avoir été exprimées. C'est de la même solution qu'on se servira pour donner des bains de pied ou de main au cas de panaris ou d'abcès quand la peau est entamée.

20. *Acide picrique pulvérisé* (tubes de 12 gr.). — Sert à préparer la solution picriquée.

Agent précieux contre les brûlures.

100. *Solution picriquée.* — Pour renouveler la solution, mettre le contenu d'un tube, soit 12 grammes d'acide picrique pulvérisé dans un litre d'eau bouillie encore chaude et agiter (voir *Brûlures*).

Quand la solution est complète, tremper plusieurs carrés de gaze à pansement non apprêtée et purifiée dans cette solution picriquée et les appliquer sur les parties brûlées, recouvrir d'une couche de coton et fixer à l'aide d'une bande, sans jamais recouvrir de tissu imperméable.

Quand la solution picriquée est préparée à l'avance, il arrive que l'acide picrique en excès s'est cristallisé dans le flacon quand la température est basse. Il faut tiédir la solution en trempant le flacon dans l'eau chaude; mais si l'on est pressé, il n'y a pas à se préoccuper du dépôt et on se sert de la solution décantée dans le bassin à pansement pour imbiber la gaze.

21. *Alcoolé camphré.* — S'emploie pur en frictions dans les douleurs, les entorses.

S'emploie étendu de quatre fois son volume d'eau pour imbiber les compresses appliquées sur les contusions et meurtrissures quand il n'y a pas de plaie.

22. *Ammoniaque liquide.* — Sert à cautériser les piqûres (moustiques, punaises, épines ou aiguillons de poissons venimeux), etc.

En cas d'ivresse, donner 20 gouttes d'ammoniaque dans un demi-verre d'eau après avoir bien agité.

23. *Aristol.* — Poudre chamois clair, sert à saupoudrer légèrement les plaies et les ulcères de petites dimensions. (La chaleur et la lumière l'altèrent.)

Très utile pour le pansement des chancres. Appliquer par-dessus, s'il y a lieu, du coton hydrophile et une bande, mais jamais de pièce phéniquée.

24. *Farine de lin.* — Sert à faire des cataplasmes, peut se remplacer par de la mie de pain.

25. *Onguent mercuriel* (simple). — Sert à faire des onctions sur les bubons et toutes les grosseurs qu'on appelle glandes, dans l'aisselle, les aines, etc.

Très utile en frictions pour détruire les poux du pubis (morpions) ou autres insectes.

Ne pas en appliquer chaque fois plus gros qu'une noisette.

26. *Pommade d'Helmerich.* — Pommade soufrée employée dans le traitement de la gale (voir *Gale*, p. 17).

27. *Sinapismes (moutarde en feuilles)* [en boîtes soudées]. — Tremper la feuille dans l'eau froide ou mieux dans l'eau tiède, jamais dans l'eau très chaude et l'appliquer sur la peau ; la retirer après dix minutes au plus.

Dans les cas de douleur à la poitrine, point de côté.

Comme les sinapismes s'altèrent avec le temps, les renouveler à chaque campagne, c'est-à-dire tous les ans.

28. *Sparadrap-diachylon.* — Pour l'usage, on le découpe en bandelettes larges d'environ 1 centimètre, et plus ou moins longues, suivant le cas.

Ces bandelettes servent à rapprocher les bords d'une plaie quand ils sont écartés (fig. 1 et 2).

Fig. 1.

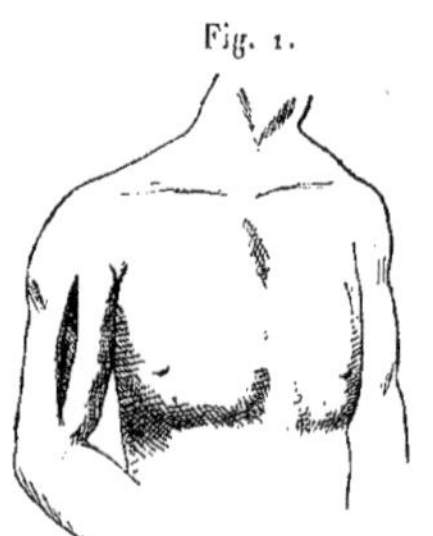

Plaie du bras par coup de couteau. Bords écartés.

Fig. 2.

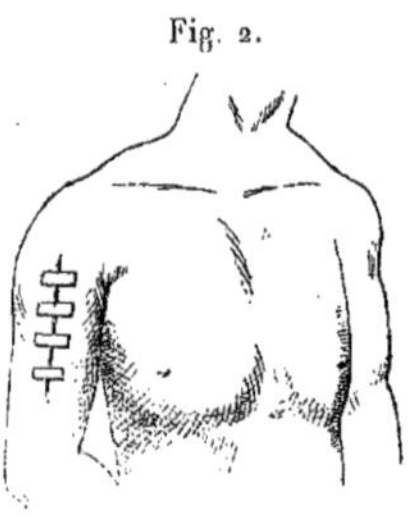

Bords rapprochés par des bandelettes de diachylon.

On les applique encore sur les vieilles plaies ou ulcères. On croise les bandelettes les unes sur les autres (fig. 3 et 4), de façon qu'un des bords recouvre légèrement le bord de la bandelette qui est au-dessous, ainsi que l'indique la figure 4. On termine le pansement en mettant une couche de coton et une bande. Refaire ce pansement tous les trois ou quatre jours. Il est quelquefois nécessaire de chauffer légèrement le diachylon pour l'employer.

29. *Sparadrap vésicant (vésicatoire).* — Se découpe en morceau grand comme la paume de la main pour un vésicatoire. Sur la peau bien savonnée et asséchée, on applique le vésicatoire arrosé d'alcool camphré, et on le maintient en place par des bandelettes de diachylon, disposées en croix, une légère couche de coton et un bandage. Après sept ou huit heures, on enlève le sparadrap

vésicant, on crève délicatement les cloches avec une aiguille flambée, pour ne pas arracher la peau, et on panse à l'aide d'un linge vaseliné. (Voir 31.)

30. *Teinture d'iode.* — Sert à faire des badigeonnages sur la poitrine dans les cas de bronchite persistante, à l'aide de pinceaux à la teinture d'iode, ou d'un petit tampon de coton monté sur un morceau de bois, si l'on n'a pas de pinceau.

31. *Vaseline boriquée à 1/10e.* — Sert à panser les vésicatoires, les engelures, les crevasses aux mains causées par le froid et l'eau de mer. On graisse

Fig. 3.

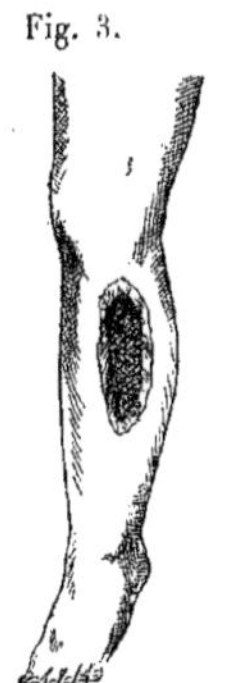

Plaie de la jambe causée par une congestion locale.

Fig. 4.

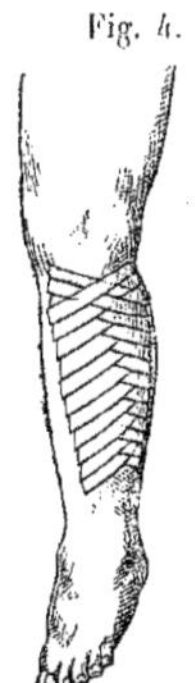

Pansée avec bandelettes de diachylon.

à l'aide de la spatule un morceau de gaze ou de linge fin, et on l'applique sur les plaies.

Objets de pansement.

32. *Bandages de corps.* — Servent au tronc (fig. 5) dans le cas de fracture de côtes et pour maintenir un vésicatoire ou un pansement sur la poitrine.

33. *Bandages herniaires.* — Voir *Hernie*, p. 20.

35. *Bandes de crêpes.* — En raison de son élasticité, la bande de crêpe sert à faire des bandages compressifs (entorse, foulure). La bande de crêpe peut se laver sans trop perdre son élasticité.

36. Les *bandes de gaze apprêtée* servent à fixer les pansements faits à la main, au bras, au pied, à la jambe, à la cuisse. Ces bandes apprêtées sont, avant leur application, trempées dans de l'eau chaude, puis exprimées. On n'a pas besoin de les fixer à l'aide d'épingles, elles se collent d'elles-mêmes. On les coupe suivant le besoin.

38. Les *bandes de toile de coton* servent à fixer les pansements et à arrêter les hémorragies.

40. *Compresses moyennes de gaze phéniquée.* — Servent au pansement des plaies et s'appliquent directement sur les plaies (49-51).

41-44. *Coton absorbant* dit *hydrophile.* — Sert au traitement des plaies et des brûlures. En tampon, sert au lavage des plaies (voir p. 13).

Sert à matelasser les appareils à fracture, à défaut d'étoupe.

Fig. 5.

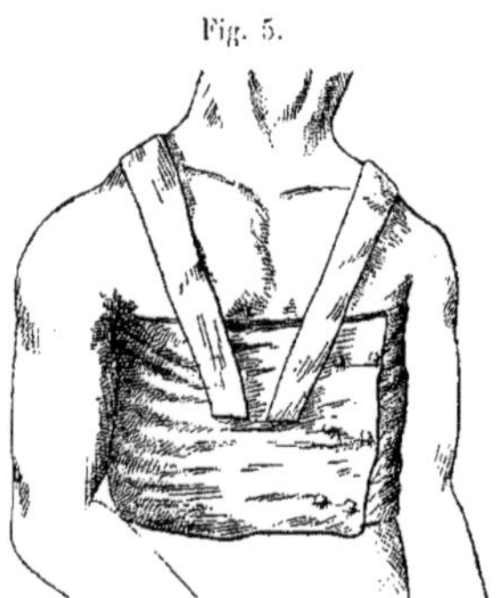

Bandage de corps appliqué.

45. *Doigtiers en peau de mouton.* — Servent à protéger les pansements appliqués sur les panaris et les plaies aux doigts.

46-47. *Écharpes triangulaires, écharpes Mayor.* — Servent à supporter un bras atteint de fracture, etc. (Voir fig. 12.)

48. *Épingles de sûreté.* — Servent à fixer les bandes de toile, les bandages; elles sont posées perpendiculairement à la longueur de la bande.

49-51. *Gaze à pansement non apprêtée et purifiée.* — C'est une réserve pour les brûlures. Dans le cas où les compresses de gaze sont épuisées, on peut facilement faire des compresses de gaze stérilisées en faisant bouillir cette gaze un quart d'heure dans l'eau.

Cette gaze stérilisée peut s'employer :

Telle que, pour le pansement des plaies, quand la plaie est propre et a bon aspect;

Trempée dans la solution phéniquée faible (10 p. 1000) [voir p. 5] après expression, dans le cas contraire;

Trempée dans la solution picriquée pour le traitement des brûlures (voir p. 5).

52. *Linge à pansement (grand linge).* — C'est une réserve. Sert à tailler des bandages à fracture, des triangles variés (voir fig. 6) pour fixer les pansements, des écharpes, des bandes.

Fig. 6.

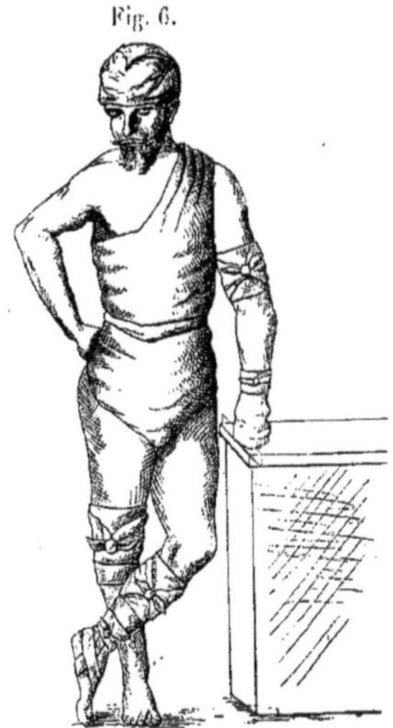

APPLICATIONS DES TRIANGLES DE PANSEMENT.

Tête. — Thorax. — Ventre. — Bras. — Main. — Genou. — Jambe. — Pied.

53-56 *Pansements tout préparés phéniqués.* — Ces pansements sont complets et doivent être appliqués directement sur les plaies, préalablement nettoyées avec soin à l'eau bouillie ou à la solution phéniquée si la plaie est infectée.

Composition des pansements tout préparés (voir p. 14).

57. *Savon blanc.* — Sert à se laver soigneusement les mains avant de toucher un blessé; sert aussi à nettoyer les bords d'une plaie.

58. *Tissu imperméable pour pansements.* — Se découpe en morceaux pour recouvrir les cataplasmes, etc.

59. *Suspensoirs.* — Tout homme qui a la chaude-pisse doit être porteur d'un suspensoir pour éviter l'orchite.

Appareils, instruments et ustensiles divers.

Nombre de ces ustensiles et appareils : baignoire pour la main, bassin de commodité, entonnoirs, pots pour bains locaux, pots pour tisanes, urinal, sont assez connus et d'un usage assez courant pour qu'il ne soit pas nécessaire de donner de longues indications sur leur mode d'emploi.

Il est absolument indispensable que tout ce matériel soit entretenu avec le plus grand soin. Les capitaines devront veiller à ce que tous les appareils ayant servi soient nettoyés à fond, désinfectés quand besoin sera et remis en place.

60 à 63. *Attelles avec drap fanon* formant appareil avec lacs à boucles pour la cuisse, la jambe, le bras, l'avant-bras.

Servent à soutenir et immobiliser les membres fracturés (voir *fractures*, p. 35).

64. *Assiettes en grès.* — Servent à mettre des désinfectants et en particulier le chlorure de chaux pour la désinfection d'un local.

65. *Baignoire en tôle émaillée pour la main.* — Sert à prendre des bains antiseptiques dans les cas d'abcès et panaris (voir 99 A et B). En cas de nécessité peut servir de bassin de pansement.

66. *Bassin à pansement en tôle émaillée.* — Doit recevoir uniquement les solutions antiseptiques et médicamenteuses pour nettoyer les plaies, ou imbiber les compresses destinées au pansement.

67. *Bassin de commodité.* — Quand un malade alité s'est servi du bassin, le contenu est aussitôt jeté à la mer, le bassin est lavé à fond et désinfecté avec soin à l'aide de la solution forte de crésylol sodique (p. 12).

68. *Capsule à fond plat en tôle émaillée de 1 litre.* — Sert à préparer l'eau bouillie, les solutions antiseptiques, en cas de besoin pour les pansements.

17. *Courtines, fioles à potion.* — Pour potions à liquides volatils ou se prenant par cuillerées dans la journée.

69. *Crachoir individuel en tôle émaillée.* — Doit toujours être à portée du malade, et contenir un peu de la solution forte de crésylol sodique. Le crachoir individuel doit être vidé tous les jours et plongé un certain temps dans l'eau bouillante.

70. *Entonnoir en tôle émaillee.*

71. *Irrigateur Éguisier.* — La canule doit être soigneusement lavée à l'eau chaude chaque fois qu'elle a servi.

On rincera tout l'appareil en y faisant passer un courant d'eau chaude.

73. *Pots pour bains locaux.*

74. *Pots à tisane.*

75. *Thermomètre de clinique à maxima.* — Avant de se servir de cet instrument qui est très fragile, on doit toujours s'assurer que le mercure a bien

été ramené dans le réservoir, et que le thermomètre ne marque pas une température supérieure à 37 degrés.

La température d'un malade se prend dans l'aisselle. Pour cela on introduit doucement dans le creux de l'aisselle la cuvette du thermomètre à maxima. Lorsqu'on s'est assuré que le thermomètre est bien en rapport avec les parois nues de l'aisselle, on ramène le bras du malade le long du corps, l'avant-bras fléchi sur la poitrine, de façon à bien assurer le contact intime de l'instrument avec la peau. On recommande au malade l'immobilité pendant 10 minutes; on retire l'instrument et on lit la température.

La température normale du corps humain est d'environ 37 degrés. Au-dessus de 37 degrés 5, il y a fièvre.

Après chaque prise de température, on ramène le mercure dans le réservoir en imprimant à l'instrument une ou plusieurs secousses brusques.

76. *Urinal.* — Mêmes soins d'entretien que pour les bassins de commodité.

77. *Ventouses en verre.* — Petit vase en verre de la forme d'une cloche. Pour appliquer une ventouse, y déposer un nuage de coton ou deux ou trois feuilles de papier à cigarette qu'on enflamme. Appliquer immédiatement la ventouse sur la peau au point voulu en appuyant légèrement. La peau monte dans son intérieur et rougit. Laisser en place de deux à cinq minutes.

78. *Lait concentré.* — De même que le thé, le café, le tafia, on doit toujours trouver à bord des conserves de lait et des vivres de malade, en boîtes soudées. Mais le lait a une telle importance et joue un si grand rôle dans l'alimentation d'un malade à bord que pour obvier à toute négligence on a prévu un nombre restreint de boîtes qui devront toujours être embarquées au titre médicament en dehors des vivres de malades.

Une notice sur la boîte de lait indique le mode d'emploi.

Ce lait est un lait sucré pour mieux prolonger sa conservation; néamoins cette conservation n'est jamais bien longue, et toute boîte entamée doit être consommée quatre jours au maximum après l'ouverture de la boîte dans les pays froids et tempérés et un jour ou deux dans les pays chauds.

79. *Boîte à pansement renfermant divers objets.* — Voir la nomenclature (p. 54).

Tous ces objets : ciseaux, aiguilles, épingles, pièces de ruban, peuvent rendre des services à bord pour fabriquer des pansements à l'aide du grand linge, de la gaze, etc.

Les pinceaux, la pince pour débarrasser les plaies des esquilles, des souillures, etc.

La sonde (92) pour les cas de rétention d'urine (voir p. 43).

Le thermomètre de clinique destiné à prendre la température d'un malade (voir 75).

La brosse à antisepsie pour se nettoyer à fond les mains et surtout les ongles avant de toucher une plaie.

L'éprouvette en verre de 3 centilitres (86) destinée à mesurer l'acide phénique et le crésylol sodique pour la préparation de l'eau phéniquée à 50 p. 1000 et de la solution de crésylol sodique à 40 p. 1000.

Le spatule en bois (84) a pour principal usage d'étendre la pommade sur le linge à pansement.

Les étiquettes rouges (Poison) servent à renouveler les anciennes et à étiqueter les solutions dans le cas où un flacon cassé serait remplacé par une bouteille ordinaire pour faire des solutions antiseptiques (eau phéniquée, solution picriquée, etc.).

98. Solution boriquée à 30 p. 1000 (voir p. 4).

99. Solution phéniquée forte à 50 p. 1000 (voir p. 4).

100. Solution picriquée à 12 p. 1000 (voir p. 5).

Désinfectants.

101. *Chlorure de chaux sec.* — C'est une poudre blanche à odeur très forte. C'est le meilleur désinfectant pour désodoriser les locaux.

Pour s'en servir, on en délaye avec un peu d'eau dans des assiettes que l'on place dans les endroits à désinfecter et qui sentent mauvais — les poulaines, par exemple — on peut le projeter tel quel dans les cuvettes des poulaines; on peut encore en faire une solution avec laquelle on lavera la muraille des réduits infectés. Enfin, quand on badigeonne au lait de chaux l'intérieur du navire, il est bon d'ajouter à ce lait de chaux un peu de chlorure de chaux. Le garder en vase bouché.

102. *Crésylol sodique.* — C'est un désinfectant très puissant.

Ce crésylol sodique sert à faire une solution forte à 40 p. 1000 et une solution faible à 10 p. 1000.

Pour faire la solution forte, on verse dans un litre d'eau une pleine éprouvette (3 centilitres) de crésylol sodique liquide. Cette solution forte sert à désinfecter les selles, crachats, vomissements, etc., des personnes atteintes de maladies contagieuses (fièvre typhoïde, choléra, diphtérie, tuberculose, grippe infectieuse, etc.).

Elle sert également pour désinfecter les crachoirs, bassins de commodité, pendant et après l'usage.

Si des produits morbides tels que crachats, vomissements, etc., ont souillé un objet, un meuble, un plancher, on aura soin de les arroser aussitôt de la même solution et de les essuyer plus tard avec des linges trempés dans le même liquide. Sert également à laver les murs des locaux à désinfecter. On désinfecte sur place les linges tels que chemises, draps de lit, mouchoirs, en les plongeant douze heures dans un baquet contenant la solution faible de crésylol (solution forte étendue de trois ou quatre fois son volume d'eau), ou encore, en les faisant bouillir une demi-heure dans une forte lessive de savon. Puis ils seront rincés à l'eau pure.

Les pièces de pansement, les loques, chemises usées, cotons salis, seront brûlés ou jetés à la mer.

Il est indispensable de ne soustraire aucun objet à la désinfection (voir p. 47).

Comment on fait un pansement.

On commence par procurer la solution phéniquée convenable, en mélangeant la solution à 50 p. 1000 avec de l'eau chaude à parties égales, après quoi :

1° Avant de toucher le blessé, se laver soigneusement les mains avec de l'eau et du savon d'abord, à l'aide de la brosse à ongles, puis avec de la solution phéniquée;

2° Nettoyer la plaie et ses bords d'abord au savon, puis à la solution phéniquée, avec de petits tampons de coton qui servent d'éponge; bien étancher avec de petits tampons secs de coton. Le même tampon ne doit servir qu'une fois;

3° Appliquer sur la plaie, si elle a bon aspect, une compresse de gaze stérilisée aseptique plus grande que la plaie de façon qu'elle déborde de partout; si la plaie a mauvais aspect ou suppure, on appliquera de préférence une compresse de gaze trempée dans la solution phéniquée à 10 p. 1000 et exprimée avant sa mise en place (voir p. 8);

4° Appliquer ensuite une couche de coton;

5° Fixer ces différentes pièces de pansement avec une bande, ou un bandage de corps, ou encore un triangle, suivant la partie du corps blessée;

Enfin, placer le blessé dans la position allongée, si c'est le membre inférieur qui est atteint.

Si la blessure siège au membre supérieur, soutenir ce membre avec une écharpe.

Commencer toujours à appliquer les bandes de bas en haut, c'est-à-dire de la main vers l'épaule, du pied vers la cuisse, et jamais de haut en bas.

Ne pas trop serrer. Les pièces d'un pansement doivent toujours être appliquées avec douceur, être assez serrées pour ne pas se déranger, et d'un autre côté n'être pas trop fortement assujetties, sous peine de déterminer des accidents graves : douleurs, gonflement, quelquefois gangrène.

Ce pansement doit rester en place plusieurs jours, si la plaie ne suppure pas.

En cas de renouvellement d'un pansement, si des pièces de pansement sont collées à la plaie, on ne doit pas les arracher, il faut les imbiber de la solution phéniquée forte à 50 p. 1000, étendue de son volume d'eau chaude, et attendre assez longtemps pour qu'on puisse les enlever facilement à l'aide de la pince, ou de la main. La plaie mise à nu est rapidement nettoyée avec soin et pansée ainsi qu'il est dit plus haut.

Toutes les pièces de pansement qui auront servi seront détruites ou jetées à la mer, seules les bandes qui n'auront pas été souillées par du sang ou par du pus pourront resservir, mais à la condition expresse qu'elles auront été d'abord lessivées au savon, et ensuite soumises à l'ébullition pendant un quart d'heure dans l'eau.

Quand on se sert, pour faire le pansement d'une plaie, des pansements tout préparés, on se contente, comme il est dit plus haut, de faire la propreté de la plaie et on applique directement le pansement tout préparé, qui est un pansement complet.

COMPOSITION DES PANSEMENTS TOUT PRÉPARÉS [1].

PANSEMENTS TOUT PRÉPARÉS.	TISSU SINGALETTE 7/7.	CARRÉS DE COTON HYDROPHILE complètement revêtus de gaze. Tissu singalette 7/7.	NAPPES DE COTON HYDROPHILE complètement revêtues de gaze. Tissu singalette 7/7.	BANDES DE COTON TISSU FIN de 4 mètres × 0^{m} 07.	ÉPINGLES DE SÛRETÉ À POINTES CACHÉES. Papier paraffiné et papier Féron.
Type grand...... (Longueur, 0^{m}23. Diamètre : 0^{m}055 à 0^{m}060. Poids, 250 grammes environ).	2 carrés de 0^{m} 15 de côté. 12 épaisseurs.	de 0^{m} 20 de côté. 2 carrés.	de 1 mètre × 0^{m} 22.	3 bandes.	5 épingles.
Type moyen...... (Longueur, 0^{m}19. Diamètre : 0^{m}045 à 0^{m}050. Poids, 160 grammes environ.)	2 carrés de 0^{m} 10 de côté. 12 épaisseurs.	de 0^{m} 14 de côté. 2 carrés.	de 0^{m} 75 × 0^{m} 18.	2 bandes.	3 épingles.
Type petit....... (Longueur, 0^{m}12. Diamètre : 0^{m}040 à 0^{m}044. Poids, 70 grammes environ.)	1 carré de 0^{m} 10 de côté. 12 épaisseurs.	de 0^{m} 12 de côté. 1 carré.	de 0^{m} 50 × 0^{m} 12.	1 bande.	2 épingles.
Type très petit.... (Longueur, 0^{m} 065. Diamètre, 0^{m}030. Poids, 16 à 18 grammes.)	1 carré de 0^{m} 06 de côté. 8 épaisseurs.	"	de 0^{m} 25 × 0^{m} 06.	1 bande de gaze de 3 mètres × 0^{m} 05.	1 épingle.

[1] Les pansements phéniqués porteront une étiquette rouge, les pansements stérilisés à la vapeur une étiquette blanche. Mention devra être faite sur ces étiquettes de la composition et de la date de la fabrication de ces pansements.

DEUXIÈME PARTIE.

NOTICE SUR LES MALADIES LES PLUS FRÉQUENTES PARMI LES MARINS.

Lorsqu'un homme se plaint d'être malade, deux cas peuvent se présenter :

1° Ou bien il montre une lésion apparente, facile à reconnaître à la vue, comme un doigt enflé et rouge, un chancre, un écoulement, etc. ;

2° Ou bien il se plaint d'un mal qui ne peut être vérifié par la vue, comme une douleur au ventre, à la poitrine, etc.

Dans les deux cas, il faut l'interroger avec soin sur les points suivants :

1° Où a-t-il mal? Quel genre de douleur il éprouve? S'il a des élancements?

2° Comment son mal lui est-il venu?

3° A-t-il ou a-t-il eu de la fièvre? Un frisson? Du tremblement? Des sueurs?

Il faut alors s'assurer que l'homme a de la fièvre et se rappeler que quelquefois il peut en avoir, bien qu'il ne s'en aperçoive pas. En ce cas l'application du thermomètre peut lever tous les doutes (voir p. 11).

Chacune de ces indications a son utilité pour permettre de déterminer, autant que possible, la nature de la maladie et, par suite, le remède auquel on doit recourir.

Moyens sommaires de reconnaître si un malade a de la fièvre.

L'homme qui a de la fièvre se plaint de douleurs à la tête, dans les membres; la bouche est sèche; la salive manque; la langue est pâteuse et blanche; parfois elle se durcit et se fendille; soif vive; pas d'appétit; ordinairement de la constipation.

La peau est sèche, brûlante; à la fin de la fièvre elle se couvre de sueur.

Le thermomètre appliqué sous l'aisselle (75) marque plus de 37°5.

Enfin le malade respire plus vite : 30 ou 40 fois par minute, et son pouls bat plus vite.

Sauf le cas de fièvre intermittente, la fièvre n'est pas une maladie : c'est un état qui accompagne beaucoup d'autres maladies.

CHAPITRE PREMIER.

MALADIES QUI SE VOIENT.

Si l'homme qui se plaint montre une lésion apparente, ce sera le plus souvent une des maladies suivantes :

I. Piqûre de poissons.
II. Abcès. — Phlegmons.
III. Furoncle ou clou.
IV. Panaris.
V. Ulcères.
VI. Congélation. — Engelures. — Crevasses.
VII. Gale.
VIII. Conjonctivite. — Maux d'yeux.
IX. Maux d'oreilles.
X. Chaude-pisse. — Orchite.
XI. Chancres mous. — Bubon.
XII. Chancre infectant. — Syphilis.
XIII. Hernie.
XIV. Fièvres éruptives (variole, rougeole, scarlatine).

I. Piqûres de poissons. — Faire saigner la plaie si on peut. Laver à l'eau phéniquée forte. Mettre une goutte d'ammoniaque et protéger la petite plaie avec un peu de gaze phéniquée et un doigtier en peau ou un tour de bande.

II. Abcès. — Phlegmon. — Le malade fait voir une partie du corps enflée, rouge, chaude, dure au toucher; il éprouve une douleur vive, sourde les premiers jours, avec des élancements comme des pointes d'aiguilles les jours suivants.

Il a ordinairement de la fièvre et ne peut pas dormir.

Plus tard, la partie gonflée se ramollit; et finalement plus ou moins longtemps après, du pus s'écoule (c'est un abcès ou apostème).

Le phlegmon est un grand abcès qui occupe quelquefois tout un membre.

Traitement. — Repos; recouvrir l'abcès avec un pansement antiseptique (voir p. 4). Humecter ce pansement plusieurs fois par jour avec la solution phéniquée à 25 p. 1000 si la peau est intacte, à 10 p. 1000 si elle est entamée.

S'abstenir de tout pansement phéniqué dès que le malade éprouve au niveau de la plaie une sensation de chaleur pénible, ou qu'en découvrant le pansement on s'aperçoit que les bords de la plaie sont rouges. Le remplacer par un pansement humide à l'eau bouillie et à la gaze stérilisée (voir p. 8).

Si l'abcès siège à la main ou au pied, donner trois fois par jour un bain de pied ou de main de vingt minutes avec la solution phéniquée chaude.

Lorsque l'abcès est ouvert, le panser comme une plaie simple (voir 99, p. 4).

III. Furoncle ou clou. — Sorte de petit abcès avec une petite saillie pointue au centre. Celle-ci devient blanche après deux ou trois jours, s'ouvre et laisse sortir un petit amas de pus appelé *bourbillon*.

Traitement. — Le même que pour les abcès, avant qu'il soit ouvert, et panser comme une plaie après l'ouverture.

IV. Panaris. — C'est un abcès d'un doigt. Douleur vive, avec élancements; gonflement du doigt; pas de sommeil. Ordinairement vient après une coupure, une écorchure, une ampoule, un durillon, ou à la suite d'une piqûre par éclisse, un hameçon, un piquant de poisson.

Traitement. — Comme pour les abcès, donner trois fois par jour un bain de main de vingt minutes dans la solution phéniquée chaude, à 25 p. 1000 si la peau est intacte, à 10 p. 1000 si elle est entamée.

Quand l'homme recommence à travailler, protéger son pansement avec un doigtier en peau.

N. B. Dans le cas d'abcès, phlegmon, panaris, si l'on peut trouver un médecin, ne pas hésiter à faire ouvrir l'abcès dès le début.

V. Ulcère. — C'est une vieille plaie qui ne guérit pas.

Traitement. — Si l'ulcère est de petite dimension, on peut le panser comme une plaie simple, c'est-à-dire avec l'aristol, compresse de gaze, coton et bande.

Si la guérison tarde trop, et si l'ulcère est étendu, employer de préférence le pansement avec des bandes de diachylon croisées se recouvrant (fig. 4).

VI. Congélation, engelures, crevasses. — L'engelure, fréquente surtout sur les mousses et les novices, est le premier degré de la congélation.

Souvent l'engelure s'accompagne de cloques ou cloches pleines d'eau et de crevasses, qui forment des plaies; c'est le deuxième degré de la congélation.

Enfin, quand l'action du froid a été forte et prolongée, la partie frappée est gelée, privée de sang, comme morte; c'est le troisième degré.

Traitement. — Dans les deux premiers degrés, panser avec de la vaseline boriquée, une petite compresse de gaze et du coton.

Dans le troisième degré, éviter surtout d'approcher du feu la partie gelée; la frotter doucement avec de l'eau froide pour la rappeler à la vie, et, quand elle commence à rougir, la panser comme une engelure simple.

VII. Gale. — Démangeaison très vive de tout le corps, surtout pendant la nuit. Petits boutons rouges, généralement écorchés par le malade en se grattant, siégeant surtout aux cuisses, au ventre, aux bras, aux mains, entre les doigts et sur le fourreau de la verge.

Ce n'est pas une maladie du sang. Elle est due à un parasite tellement petit, qu'il ne peut se voir qu'à la loupe. Cet animal travaille la peau comme la taupe travaille le sol.

Pour se guérir complètement de la gale, il faut, d'un seul coup, tuer tous ces parasites, sans quoi ceux qui restent font de nouvelles nichées.

Ces parasites n'envahissent pas toute l'étendue de la peau; ainsi, il n'y en a jamais dans le dos. Le malade peut atteindre avec les mains tous les endroits de son corps où ils peuvent se loger; c'est fort heureux! car le malade peut se traiter, c'est-à-dire se frotter lui-même.

Traitement. — Préparer de l'eau chaude et du savon; prendre de préférence du savon noir, qu'on appelle aussi savon vert, savon mou, savon à la potasse.

Se déshabiller complètement.

1° Pendant une demi-heure, se savonner, sauf la tête, toutes les parties du corps que l'on peut atteindre avec les mains, y compris la verge; insister au ventre, à l'intérieur des cuisses, aux chevilles, aux bras, aux poignets, entre les doigts;

2° Si l'on a une baignoire, prendre un bain chaud d'une demi-heure.

Si l'on n'a pas de baignoire, se bien laver le corps à l'eau chaude pendant le même espace de temps;

3° Après s'être bien essuyé, prendre de la pommade d'Helmerich dans la paume des mains et se frotter pendant une demi-heure avec cette pommade toutes les parties du corps que l'on peut atteindre, sauf la tête qui n'a jamais de gale; insister sur les endroits signalés plus haut au sujet du savon.

Ainsi, en une heure et demie, on peut, si l'on s'y applique convenablement, se débarrasser radicalement de la gale.

Douze heures après l'application de la pommade, comme propreté, on se lave le corps à l'eau chaude et au savon.

La gale est très contagieuse; il faut avoir bien soin de faire passer à l'eau bouillante les vêtements et le linge des galeux.

VIII. Conjonctive; maux d'yeux. — L'œil est rouge; les paupières sont un peu gonflées et collées le matin, le malade éprouve une sensation de gravier dans l'œil; il craint la lumière.

Traitement. — Laver l'œil cinq ou six fois par jour avec la solution boriquée tiède et appliquer sur l'œil une compresse de gaze trempée dans la solution boriquée. Bandeau léger pour fixer le tout.

Souvent l'inflammation de l'œil est due à un corps étranger — grain de poussière ou surtout escarbille — qui est collé sous les paupières.

S'il est logé sous la paupière inférieure, il suffit d'abaisser franchement la paupière inférieure avec l'index de la main gauche; on voit le corps étranger et, avec une petite baguette de papier roulé, on peut facilement l'enlever.

Si le corps étranger est logé sous la paupière supérieure, il est impossible, en élevant la paupière supérieure, de le voir. Dans ce cas, pour débarrasser le patient de ce corps étranger, voici la plus simple et la meilleure manœuvre : on dit au malade de regarder fortement en haut; avec le pouce et l'index de la main droite on saisit les cils de la paupière supérieure, en en prenant le plus possible; on tire la paupière supérieure en avant et en bas, de manière à la porter sur la paupière inférieure, et on lâche le tout. Le malade ouvre l'œil, et le corps étranger, qui était collé contre la face profonde de la paupière supérieure, est balayé par les cils de la paupière inférieure.

IX. Maux d'oreilles. — Douleur et gonflement dans l'oreille, suivis souvent d'un écoulement de pus.

Traitement. — Faire des lavages fréquents à l'aide de la seringue à bout rond de la boîte avec la solution boriquée tiède (98).

Petit tampon de coton dans l'oreille.

X. Chaude-pisse. — Écoulement goutte à goutte par le canal de l'urètre, blanc, jaunâtre ou verdâtre, quelquefois avec un peu de sang. Douleur plus ou moins vive; cuisson en urinant. Le malade sait généralement ce qu'il a.

Traitement. — Repos et suspensoir pour éviter une orchite. Supprimer le vin et le tafia; donner largement de la tisane de réglisse (voir 7).

Au bout de quelques jours (rarement avant 15 ou 20), quand toute douleur en urinant a disparu et que l'écoulement est devenu franchement blanc, on peut donner, par jour, une cuillerée à café d'opiat (voir 12).

Donner au malade du linge et de l'eau boriquée tiède et un pot à bain local pour qu'il se lave fréquemment. Veiller à ce qu'il observe la propreté la plus minutieuse et bien lui recommander de ne pas porter les mains souillées à ses yeux; il pourrait perdre la vue.

Quand, malgré les précautions, survient une orchite ou gonflement douloureux du testicule, il faut d'abord mettre le malade au repos le plus absolu, puis prendre gros comme une noisette d'onguent mercuriel simple, bien graisser la partie malade et maintenir par-dessus des cataplasmes ou appliquer un suspensoir bien garni de coton.

XI. Chancres mous. — Bubon. — Une ou plusieurs petites plaies sur le gland ou autour du gland. Ordinairement, il survient une ou plusieurs grosseurs dans l'aine; quelquefois il arrive qu'une de ces grosseurs s'enflamme et s'ouvre comme un abcès: c'est un *bubon*.

Les chancres mous paraissent quelques jours après que l'homme s'est exposé à les contracter.

Traitement. — Propreté minutieuse; bains locaux fréquents, avec la solution phéniquée à 10 p. 1000. Pansement avec un peu de poudre d'aristol pour les chancres.

Pansement du bubon avec de l'onguent mercuriel et des cataplasmes avant qu'il soit ouvert. Après l'ouverture, le panser comme une plaie.

XII. Chancre infectant. — Syphilis. — Le chancre infectant est celui de la syphilis ou vérole. Heureusement rare relativement au chancre mou.

Petite plaie, couleur jambon, dure comme du parchemin, qui guérit facilement. Se montre plus tard que le chancre mou.

Fatalement, six semaines environ après le début du chancre infectant, la syphilis se déclare par des taches à la peau, des plaques à la bouche et à l'anus; les cheveux tombent par places.

La syphilis n'entraîne aucun danger immédiat et n'empêche pas les hommes de faire leur service; mais, au point de vue de l'avenir, il faut, dès qu'on le peut, s'adresser à un médecin pour qu'il indique le traitement à suivre.

En cas de plaques à la bouche, le malade, pour ne pas contaminer ses camarades, doit avoir sa cuiller à lui et ne pas se servir du gobelet du charnier.

XIII. Hernie. — C'est une petite grosseur dans le pli de l'aine, molle, élastique, qui sort quand l'homme tousse ou fait un effort, et, en général, rentre facilement quand on presse dessus avec la main, surtout si le malade a soin de se coucher sur le dos et de relever les genoux.

Traitement. — Ordinairement, l'homme qui a une hernie sait la faire rentrer lui-même et possède déjà un bandage herniaire. Le rôle du capitaine se borne donc à lui délivrer un bandage neuf, lorsque le sien est détérioré ou usé.

Il faut avoir bien soin de ne jamais maintenir le bandage sur une hernie qui n'est pas rentrée.

Le malade, aussitôt qu'il s'aperçoit que sa hernie est sortie sous son bandage, doit enlever immédiatement ce bandage. Pour faire rentrer sa hernie, il se couche sur le dos, les genoux relevés; il presse avec la main sur la hernie avec ménagement, mais en insistant un certain temps; quand la hernie est rentrée, il met le bandage en place.

Si un homme atteint de hernie ne peut plus la faire rentrer, souffre beaucoup, a des envies de vomir ou des vomissements, le cas est grave. Si le navire est au mouillage, il faut d'urgence envoyer le malade à l'hôpital.

Si l'on est en mer, voici la conduite à tenir:

Si les ressources du bord le permettent, le plonger dans un bain chaud prolongé; très souvent, après ce bain prolongé, la hernie rentrera facilement.

La hernie n'étant pas rentrée, avec ou sans bain, mettre le malade au repos le plus absolu, couché sur le dos, les genoux relevés; lui administrer un lavement purgatif avec un paquet de sulfate de soude. Si l'on a de la glace à bord, en mettre dans un morceau de toile imperméable que l'on maintient sur la hernie. Si l'on n'a pas de glace, appliquer sur la hernie un cataplasme de farine de graine de lin arrosé de 40 gouttes de laudanum.

Donner au malade, à deux heures d'intervalle, à plusieurs reprises, une tasse d'infusion très forte de café noir.

XIV. Fièvres éruptives (variole, rougeole, scarlatine). — *Variole.* — Débute par courbature fébrile, coup de barre, forte fièvre, vomissements, puis éruption de boutons qui, après quelques jours, contiennent du pus. — Maladie très contagieuse.

Traitement. — Boissons chaudes. Lait. Bouillon. Tenir le malade au chaud et quand les boutons suppurent, ou les paupières sont gonflées, les yeux fermés ou presque fermés, se servir de tampons d'ouate hydrophile trempée dans de l'eau boriquée tiède pour en nettoyer les bords. Il est nécessaire que celui qui est chargé de ce soin ait les mains très propres.

Rougeole. — Débute par de la toux, du larmoiement et du rhume de cerveau. Fièvre, puis éruption de petites taches rosées sur tout le corps. Maladie très contagieuse.

Traitement. — Boissons chaudes, lait, bouillon. Éviter avec soin tout refroidissement pour le malade.

Scarlatine. — Débute par fièvre très forte, mal de gorge, mal à la tête, courbature, puis éruption de plaques rouges sur le corps.

Traitement. — Boissons chaudes (tisanes), lait ou bouillon. S'abstenir de toute alimentation solide et de boissons alcooliques. Le lait est, dans ces conditions, la meilleure boisson que l'on puisse donner aux malades. C'est à la fois pour lui un aliment et un médicament. Tenir le malade au chaud, même pendant la convalescence.

Prophylaxie de ces trois maladies. — Isoler le malade dès le début. Le débarquer dès qu'on pourra, et prendre les précautions indiquées (voir p. 47).

CHAPITRE II.

MALADIES QUI NE SE VOIENT PAS.

Le malade n'a aucune lésion apparente; il se plaint d'un mal qui ne peut être vérifié par la vue.

C'est alors que l'interrogation méthodique (voir p. 15) acquiert encore plus d'importance et aidera à rechercher les maladies suivantes, qui se présentent le plus souvent parmi les marins :

I. **Rhume, bronchite. — Fluxion de poitrine. — Pleurésie.**
II. **Tuberculose.**
III. **Maux de gorge, angine. — Diphtérie.**
IV. **Indigestion, empoisonnement.**
V. **Indisposition, courbature, embarras gastrique.**
VI. **Fièvre typhoïde.**
VII. **Coliques simples. — Coliques de plomb.**
VIII. **Diarrhée.**
IX. **Dysenterie.**
X. **Rhumatisme et douleurs rhumatismales.**

XI. Scorbut.
XII. Fièvre intermittente simple. — Fièvres pernicieuses.
XIII. Fièvres éruptives (voir p. 20).

I. Rhume. Bronchite. — Fluxion de poitrine. — Pleurésie. — Le *rhume* ou *bronchite* commence ordinairement par un rhume de cerveau; puis le malade se plaint d'une douleur sur le devant de la poitrine; mal de tête. Il est oppressé, sa respiration est sifflante et il a de la fièvre. Toux sèche, douloureuse, qui l'empêche de dormir.

Les jours suivants, la toux devient grasse et le malade commence à cracher.

Si le malade avait un point de côté au niveau du sein, s'il a eu un grand frisson, si le mal de tête est très fort et la fièvre intense, enfin, si les crachats sont jus d'orange ou rougeâtres, c'est une *fluxion de poitrine.*

S'il y a un point de côté avec fièvre, toux fréquente, mais sans crachats, c'est une *pleurésie.*

Traitement. — Toujours repos et chaleur. S'il n'y a que de la *bronchite,* vomitif : deux paquets d'ipéca (voir p. 3).

Badigeonnage de teinture d'iode sur le devant de la poitrine. Le soir, un verre de vin chaud.

Si la toux empêche le malade de dormir, donner vingt gouttes de laudanum dans un verre d'eau sucrée à prendre en plusieurs fois.

S'il y a *fluxion de poitrine,* mêmes soins que pour la bronchite; de plus, appliquer des sinapismes ou des ventouses sur le côté douloureux (voir 77, p. 11). Si le malade est âgé et a du délire, lui donner un petit verre de *bon* tafia par jour, à prendre en plusieurs fois dans une tasse de thé.

Enfin, s'il y a *pleurésie,* mêmes soins que dans la bronchite; de plus, un vésicatoire sur le côté douloureux (voir 29, p. 6).

Quand un homme sujet à la toux crache du sang rouge (*hémoptysie*), le condamner au repos le plus absolu, lui appliquer plusieurs sinapismes sur les cuisses (voir 27, p. 6) et lui donner à boire froid. Si c'est possible, lui faire sucer des morceaux de glace.

II. Tuberculose. — La tuberculose est une maladie contagieuse qui se manifeste au début par de l'affaiblissement, une toux sèche, de l'essoufflement, de l'amaigrissement et de la perte d'appétit. A une période plus avancée apparaissent des sueurs nocturnes et une expectoration de crachats épais, verdâtres.

Un rhume persistant, une bronchite, une pleurésie, indiquent souvent le début de la tuberculose pulmonaire.

Traitement. — Calmer la toux par 10 gouttes de laudanum dans un demi-verre d'eau sucrée à prendre par cuillerées dans les vingt-quatre heures. Teinture d'iode et ventouses sèches ou sinapismes sur la poitrine. Toniques (100 grammes de vin de quinquina) [voir 2] à prendre moitié à chaque repas, pendant le repas si le malade digère bien. Alimentation très nourrissante (viande, lait, œufs).

Éviter les refroidissements, quarts de nuit, travail pénible et prolongé. Repos si possible.

Prophylaxie. — Si un marin du bord est suspect de tuberculose, il devra être isolé autant que possible des autres marins la nuit, car la tuberculose est une maladie contagieuse qui se transmet surtout par les crachats desséchés.

Faire cracher le malade dans un crachoir (cette précaution doit d'une façon générale être prise toutes les fois qu'un malade crache). Jeter matin et soir le contenu des crachoirs à la mer et ébouillanter ensuite le crachoir (69).

Dès qu'un tuberculeux crache, le débarquer dès qu'il sera possible et désinfecter ensuite le poste d'équipage (voir page 47).

III. Maux de gorge, angine.— Diphtérie. — Douleur dans la gorge s'étendant quelques fois aux oreilles. Le malade à de la peine à avaler sa salive, à parler, même à ouvrir la bouche. Il ne peut manger et a plus ou moins de fièvre. Il a des glandes grossies sous la mâchoire.

En abaissant la langue avec le manche de la cuiller et regardant dans le fond de la gorge, on la voit très rouge, gonflée, couverte de glaires et quelquefois de petits points blancs isolés.

Quand, au lieu de points blancs isolés, on voit des plaques blanches, il faut craindre la *diphtérie,* qui est une maladie grave.

Traitement. — Faire vomir avec deux paquets d'ipéca (voir page 3); faire, avec dix comprimés de chlorate de potasse et un verre d'eau sucrée, un gargarisme (voir page 2) avec lequel le malade se gargarisera plusieurs fois dans la journée. Il est bon d'en avaler quelques cuillerées.

Dans les intervalles, le malade se gargarisera très souvent avec la solution boriquée chaude (voir page 4) qu'il ne devra pas avaler.

Nourrir le malade avec des bouillies, qu'il avalera plus facilement.

Quand l'angine se complique de *diphtérie,* c'est-à-dire quand on voit au fond de la gorge des plaques blanches, ou peaux, il faut toujours isoler rigoureusement les malades qui en sont atteints et passer à l'eau bouillante les cuillers et autres objets qui leur ont servi, ainsi que leur linge et leurs effets.

IV. Indigestion. — Empoisonnement. — Survient quelque temps après le repas ou après des excès de boisson à terre; quelquefois à la suite de l'ingestion de moules, de poisson avarié ou de conserves de mauvaise qualité. Pesanteur de l'estomac, douleurs dans le ventre, mal de tête, envie de vomir.

Traitement. — Deux paquets d'ipéca comme vomitif (voir page 3); comme boisson, du thé. Ne pas manger. Si les douleurs persistent, vingt gouttes de laudanum avec vingt gouttes d'éther dans un verre d'eau sucrée ou une infusion de thé.

V. Indisposition. — Courbature. — Embarras gastrique. — Le malade est mal en train, se plaint de malaise général, mal de tête, douleurs dans les reins et les jambes, envie de dormir. La langue est blanche, pâteuse, pas d'appétit, souvent de la fièvre. Le malade est à surveiller, parce que la *fièvre typhoïde* commence ainsi.

Traitement. — Un paquet de sulfate de soude comme purgatif; thé léger. Diète, puis bouillon ou lait, puis alimentation légère.

VI. Fièvre typhoïde. — Commence par un embarras gastrique, puis, au lieu de diminuer, la fièvre augmente, le malade souffre de la tête, parfois saigne du nez, sa langue devient sèche et se fendille, il a mal au ventre et de la diarrhée, souvent du délire.

Cette maladie est grave et dure plusieurs semaines.

Traitement. — Laisser boire à volonté le malade, même de l'eau simple, préalablement bouillie. Donner trois fois, à quatre jours d'intervalle, un demi-paquet de sulfate de soude comme purge légère. Nourrir le malade avec des aliments liquides : lait, bouillon, jus de viande, eau vineuse. Ne pas donner d'aliments solides tant qu'il y a de la fièvre, tenir le ventre chaud.

VII. Coliques. — Il faut distinguer les coliques simples et les coliques de plomb ;

1° Coliques simples. — Douleur de ventre avec ou sans diarrhée, avec ou sans envie de vomir.

Traitement. — Donner vingt gouttes de laudanum avec vingt gouttes d'éther dans un peu d'eau sucrée à prendre en quatre fois.

Si le malade est constipé, lui donner une cuillerée à soupe d'huile de ricin comme purgatif.

2° Colliques de plomb. — Souvent il arrive que les mécaniciens, après avoir travaillé dans la *céruse* ou le *minium*, sont pris de coliques violentes avec constipation opiniâtre qui peut durer plusieurs jours. Cet état était dû à l'empoisonnement par le plomb contenu dans ces produits. Les hommes ainsi atteints présentent généralement sur les gencives, au niveau de la racine des dents, un liseré gris bleuâtre, et si l'on retourne, après l'avoir abaissée, la lèvre inférieure de ces hommes, on voit que sa face interne porte de petites plaques noires formant un réseau à mailles fines. A la longue, si le malade n'a pas recours à un traitement approprié, il finit par avoir de la paralysie des mains et des avant-bras.

Traitement. — Il faut purger le malade avec l'huile de ricin; très souvent une première dose ne suffit pas, il faut y revenir jusqu'à ce que le malade soit allé à la selle. On pourrait, si cela est nécessaire, donner aussi des lavements avec trois ou quatre cuillerées à soupe d'huile d'olive ou une cuillerée à soupe d'huile de ricin dans un demi-litre d'eau. Le bain chaud est excellent dans les coliques de plomb; là où il y a des mécaniciens on peut prendre un bain. Si, pour une raison ou pour une autre, le bain chaud est impossible, grand cataplasme laudanisé sur le ventre.

Précautions hygiéniques pour éviter les coliques de plomb. — La peinture humide à la céruse ou au minium n'est pas dangereuse; ce qui est dangereux, c'est la poussière que l'on respire, soit quand on prépare la peinture, soit quand on gratte une vieille peinture sèche. Dans ce cas, on devra toujours prendre la précaution d'humecter, avant et pendant l'opération, les surfaces à gratter. Une bonne précaution consisterait aussi, pendant qu'on manie ces produits à sec, à se couvrir la bouche et le nez avec un tissu léger. On respirerait à travers ce tissu, qui retiendrait au moins en grande partie la poussière dangereuse. Quand on a manié le minium ou la céruse, on doit toujours avoir soin de se nettoyer les mains, d'abord avec de l'huile, puis avec de l'eau chaude et du savon, principalement avant chaque repas.

VIII. Diarrhée. — Le malade a des douleurs de ventre, il a des selles liquides mais pas de sang dans les selles; l'appétit manque, le malade a grand soif.

Traitement. — Diète; lait, thé léger.

Le premier jour, donner à prendre en deux ou trois fois dans la matinée un demi-paquet de sulfate de soude dissous dans un verre d'eau bouillie, ou faire avec le quart d'un paquet et la même quantité d'eau bouillie une potion que le malade prendra en cinq ou six fois dans la journée. Le deuxième jour et jours suivants, donner par vingt-quatre heures un paquet de sous-nitrate de bismuth avec vingt gouttes de laudanum dans un verre d'eau sucrée. Agiter avant de prendre la potion, le sous-nitrate de bismuth étant insoluble.

IX. Dysenterie. — Peut commencer comme la diarrhée ou succéder à de la constipation. Bientôt les selles sont glaireuses et contiennent du sang; il y a une sensation de brûlure à l'anus; le malade a constamment besoin d'aller à la selle, et pourtant ne fait que très peu ou pas du tout; grand accablement, quelquefois de la fièvre; soif très vive. C'est une maladie grave, surtout dans les pays chauds, et qui demande à être soignée attentivement.

Traitement. — Diète absolue. Comme boisson, de l'eau de riz, c'est-à-dire de l'eau dans laquelle on a fait bouillir deux cuillerées de riz ou bien de l'eau albumineuse, c'est-à-dire de l'eau froide, dans laquelle on aura délayé des blancs d'œufs, à raison de deux œufs pour un litre d'eau.

Aussitôt que la dysenterie est déclarée, on met dans un bol six paquets de poudre d'ipéca, et on remplit le bol d'eau bouillante. Quand l'eau est refroidie, et au bout de quelques heures, on la passe dans un linge pour retenir la poudre, que l'on jette.

On commence immédiatement à faire boire le liquide au malade. Le bol de liquide doit être bu en vingt-quatre heures, par gorgées, de temps en temps. Si le malade buvait trop à la fois, il vomirait, et ce n'est pas ce que l'on recherche.

Le deuxième jour, on préparera un nouveau bol avec quatre paquets dans les mêmes conditions; le troisième jour, on procédera de la même façon avec deux paquets.

Si, pour une raison ou pour une autre, le malade ne pouvait pas prendre ce remède, ou si, après la troisième dose d'ipéca, aucune amélioration bien nette n'était survenue, on remplacerait ce médicament par un demi-paquet de sulfate de soude dissous dans un verre d'eau tiède à prendre en trois ou quatre fois dans la matinée, ou bien par un quart de paquet de ce même sulfate de soude dissous dans un demi-verre d'eau tiède, additionnée ou non de dix gouttes de laudanum, à prendre dans les vingt-quatre heures sous forme de potion, ou encore par une cuillerée à bouche d'huile de ricin.

Sous l'influence du traitement, l'état du malade s'améliore, les douleurs diminuent, les selles deviennent meilleures; c'est alors que l'on donnera par jour un paquet de sous-nitrate de bismuth avec vingt gouttes de laudanum dans un peu d'eau sucrée. Pendant la convalescence, surveiller le régime, parce que c'est une maladie qui est très sujette à récidiver. Donner de préférence du lait, du riz, du bouillon, des potages légers. Éviter surtout les fruits et les boissons alcooliques.

Souvent les malades qui ont eu la dysenterie en conservent des traces. Sans diarrhée bien marquée, ils rendent dans leurs selles comme de la graisse, ce qui les affaiblit beaucoup. Dans ce cas, donner tous les matins, à jeun, un quart de paquet de sulfate de soude, et les selles redeviendront normales.

X. Rhumatismes. — Douleurs rhumatismales. — Les simples douleurs rhumatismales dans les reins, le cou, les membres, sont fréquentes chez les marins.

Le meilleur moyen de s'en débarrasser, c'est de se frictionner avec de l'alcool camphré ou, mieux encore, de placer par-dessus les vêtements une feuille de papier et de promener sur la partie un corps chaud, par exemple un fer à repasser, qui est très facile à manier.

Le *rhumatisme articulaire aigu* s'annonce par des douleurs très vives dans une ou plusieurs jointures, qui sont rouges et douloureuses, surtout au toucher.

La fièvre est forte, mais le malade est pâle.

Traitement. — Un à deux paquets de salicylate de soude dissous dans un grand verre d'eau, à prendre par petites gorgées dans la journée, tant que le malade a de la fièvre. Cesser dès que la fièvre est tombée (voir 14). Envelopper les articulations malades dans une couche de coton.

XI. Scorbut. — Le scorbut ne se déclare pas brusquement; ce n'est que peu à peu que s'établit cette maladie. Le visage prend une teinte jaune spéciale, le malade est triste et accablé, il a de la peine à se tenir debout et ne demande qu'à s'allonger; puis les gencives deviennent livides, molles et saignantes; plus tard, l'haleine est fétide, la respiration est gênée, des taches violacées, qui sont des dépôts de sang, se montrent sur le corps et particulièrement aux jambes; la peau se soulève et crève, donnant lieu à des ulcères; il y a des crampes douloureuses dans les mollets, des douleurs violentes dans les jointures; les dents se déchaussent et tombent; le malade perd son sang en divers points du corps. Fréquemment les scorbutiques cessent d'y voir la nuit (héméralopie) et sont incapables de se conduire dans le navire.

Traitement. — On commence le traitement dès qu'on soupçonne le scorbut. Repos, mais dans un endroit bien aéré et en ayant soin de couvrir convenablement le malade.

Pour soigner les gencives, on prépare un gargarisme avec une cuillerée à café d'alcoolat de cochléria et dix comprimés de chlorate de potasse.

Le malade se gargarise de temps en temps la bouche.

Enfin, donner pour être prise à l'intérieur, une cuillerée à soupe d'alcoolat de cochléaria dans un verre d'eau sucrée à boire en 24 heures.

Mais les lésions des gencives ne constituent qu'un désordre local. Il est absolument nécessaire de traiter l'état général. Pour cela, il faut donner au malade des vivres frais et surtout des fruits et des légumes verts.

Les citrons, les pommes de terre et, à leur défaut, les légumes verts et les fruits de toute espèce rempliront cette indication.

Il peut arriver que, dans une longue traversée, par défaut de précautions, il n'y ait plus rien de frais à bord.

Dans ce cas désespéré, nous recommandons le vin, qui ne manque jamais à bord, qu'il ne faut pas donner tel quel, mais bien administrer de la manière suivante, sous peine de griser le malade sans aider à sa guérison :

On prend deux litres de vin et on les met à bouillir jusqu'à ce que ces deux litres soient réduits à un demi-litre; c'est ainsi réduit qu'on le fait boire au malade.

Comment empêcher l'apparition du scorbut à bord? — Quand le scorbut se montre à bord, c'est toujours une très mauvaise affaire. Mieux vaut prendre des précautions pour l'éviter.

Ce n'est pas parce que l'on mange des viandes salées que l'on a le scorbut, mais bien parce qu'on ne mange plus de végétaux frais (légumes verts et fruits frais). Le surmenage aide au développement du scorbut, mais à lui seul est incapable de le produire.

En conséquence, les capitaines devront bien se pénétrer de cette vérité, que le *scorbut ne frappe que les équipages surmenés et surtout privés de vivres frais (légumes verts, fruits frais).*

Ils doivent, au début de chaque traversée, surtout quand elle promet d'être longue, faire une ample provision de végétaux frais (légumes verts et fruits).

Nous leur signalons spécialement comme n'entraînant pas une forte dépense et étant d'une grande efficacité les *pommes de terre,* quand ils partent des mers d'Europe; les *citrons,* quand ils partent des mers des pays chauds.

Les Anglais se servent beaucoup de jus de citron conservé (*lime juice*): il ne faut recourir au *lime juice* que quand on ne peut pas se procurer des fruits frais ou des légumes verts.

XII. Fièvre intermittente simple. — Encore appelée *fièvre des marais;* elle est due aux piqûres de moustiques vivant dans les marais.

Cette fièvre intermittente se rencontre dans les mers d'Europe, dans certains endroits seulement, côtes de la Saintonge, certaines côtes de l'Italie, et les pays chauds.

Cette maladie est caractérisée par des *accès* séparés par des intervalles de repos.

La fièvre est dite *quotidienne* quand les accès reviennent tous les jours; *tierce* quand il y a un jour d'intervalle de repos, et *quarte* quand il y a deux jours de suite sans accès.

Chaque accès se compose de trois périodes :

1° *Période de frisson.* — Le malade a froid, il ne peut se réchauffer, il tremble et claque des dents, et cependant le thermomètre placé dans l'aisselle monte au-dessus de la normale.

2° *Période de chaleur.* — Le malade a chaud, il est rouge et dévoré par la soif.

3° *Période de sueur.* — C'est le moment de la détente, le malade est couvert de sueur; après quoi, l'accès est fini.

Traitement de l'accès. — Pendant le *frisson*, faire coucher le malade, le bien couvrir, lui donner du thé chaud.

Pendant la *chaleur*, donner à boire au malade de l'eau fraîche ou de la limonade.

Après la *sueur*, changer le linge du malade.

Traitement de la fièvre. — Ce qu'il y a d'important, c'est de couper les accès, c'est-à-dire de guérir la maladie, et pour cela on a un merveilleux médicament : c'est la quinine.

Dans l'intervalle des accès on administre deux comprimés de chlorhydrate de quinine; quand on est dans les pays chauds, il est prudent d'aller jusqu'à trois comprimés, dans la crainte d'un accès pernicieux. Il faut s'arranger de manière à donner la quinine autant que possible huit heures avant le retour probable et prévu de l'accès à venir.

L'accès prévu étant coupé, on continuera à donner un comprimé de quinine tous les jours, pendant une semaine environ, pour empêcher le retour de la fièvre et la couper radicalement (voir 5).

On pourra aussi préparer du vin de quinquina (voir 2) et en donner tous les jours un verre à bordeaux pendant environ un mois. Ne jamais le donner à jeun.

Dans les mers d'Europe, on ne rencontre guère que la fièvre intermittente simple, mais, dans les pays chauds, cette fièvre intermittente, quoique provenant des mêmes causes, prend assez souvent un caractère tout spécial de gravité; on l'appelle alors *fièvre pernicieuse.*

Fièvre pernicieuse. — Les accès de fièvre pernicieuse peuvent se présenter sous quatre formes.

1° *Accès comateux.* — Débute par un mal de tête excessif; respiration bruyante, perte de connaissance (quelquefois subite);

2° *Accès délirant.* — Agitation extrême, le malade se lève et se débat: il devient dangereux pour autrui et pour lui-même;

3° *Accès algide.* — Le visage pâlit, la peau se refroidit et se ride; la voix est cassée; la sueur devient froide et visqueuse; les extrémités sont froides, elles sont blanches ou colorées en bleu noirâtre comme dans le choléra;

4° *Accès hématurique.* — L'urine du malade est colorée par le sang et prend une teinte rappelant le malaga ou le bitter.

Traitement des accès. — Dans l'*accès comateux,* frictionner vigoureusement les membres et le tronc avec de la flanelle sèche ou imbibée d'alcool camphré. Appliquer des sinapismes aux jambes, aux cuisses.

Donner un lavement avec un paquet de sulfate de soude.

Dans l'*accès délirant,* veiller à ce que le malade ne nuise ni à lui ni à autrui; pour cela, faire veiller constamment par un ou deux hommes, *précaution indispensable chaque fois qu'un homme est atteint de délire, quelle que soit sa maladie.*

Lui appliquer des compresses fraîches sur la tête. Appliquer des sinapismes aux cuisses. Donner un lavement avec un paquet de sulfate de soude.

Dans l'*accès algide,* réchauffer le malade par des frictions énergiques et l'entourer de bouteilles remplies d'eau chaude. Donner du thé chaud dans lequel on a mis un petit verre d'eau-de-vie.

Traitement de la fièvre pernicieuse. — Comme il n'y a pas de temps à perdre, on administre la quinine en plein accès, à la dose de quatre à cinq comprimés. Si le malade ne peut pas avaler, on donne la quinine en lavement.

Précautions à prendre. — Dans les pays à marécages, il faut tâcher de se mettre à l'abri des piqûres de moustiques, soit en se plaçant à l'abri du vent de terre, soit en garnissant de toile métallique les fenêtres des chambres qu'on habite, ou encore en utilisant des moustiquaires.

XIII. — Fièvres éruptives. — A leur début, elles rentrent dans la catégorie des maladies qui ne se voient pas. Plus tard, elles sont faciles à reconnaître (voir p. 20).

CHAPITRE III.

MALADIES QUI PEUVENT SE PRÉSENTER SPÉCIALEMENT DANS LES PAYS CHAUDS.

On peut avoir à soigner, dans les pays chauds surtout, quelques maladies très graves; ce sont :

I. **Les fièvres pernicieuses.**
II. **Le choléra.**
III. **La fièvre jaune.**
IV. **La dysenterie.**
V. **La peste.**

I. Fièvres pernicieuses (voir p. 29, où cette question est traitée au sujet de la fièvre intermittente simple).

II. Choléra. — C'est une maladie que les navires rencontrent surtout dans l'Inde et sur les côtes de Chine. Presque toujours le choléra est annoncé plusieurs jours d'avance par de la diarrhée. Le choléra est caractérisé par un accablement excessif, malaise général et vomissements douloureux, puis des selles abondantes, sans odeur, blanchâtres, contenant, dans un liquide incolore, de tout petits grumeaux analogues à du riz cuit. Oppression très grande, sensation de chaleur intérieure extrême, de *brisure* au creux de l'estomac, crampes très douloureuses, suppression des urines, sueurs visqueuses, refroidissement des extrémités qui deviennent violacées; la peau des mains et des pieds se plisse comme après un bain, les yeux se creusent et s'entourent d'un large cercle d'un bleu noir; le nez, la langue deviennent froids. Quand la mort doit survenir, le malade tombe dans l'insensibilité et le refroidissement devient général.

Traitement. — Il faut rigoureusement soigner toutes les diarrhées (voir p. 25) quand on se trouve à un mouillage où règne le choléra.

Contre le choléra déclaré, il faut frictionner le corps et surtout les membres avec une flanelle sèche ou imbibée d'alcool camphré: on donnera à boire du thé chaud dans lequel on mettra un peu d'eau-de-vie; on donnera 20 gouttes de laudanum sur un morceau de sucre ou dans du thé.

Le choléra est une maladie qui, pour ne pas se propager à bord, réclame une désinfection rigoureuse.

Il est donc indispensable d'isoler le malade autant que cela sera possible. On couvrira les selles et déjections d'une solution de crésylol sodique à 40 p. 1000. Le siège et les abords des poulaines seront nettoyés avec la même solution (voir 102). Chasser ou détruire les mouches qui peuvent être des causes de contagion; s'abstenir des fruits et crudités venus de terre, boire de l'eau distillée ou bouillie, ne pas s'approvisionner d'eau à terre dans les lieux contaminés. Plus tard, on détruira ou l'on passera à l'eau bouillante les effets et la literie de malade (voir p. 47.)

III. Fièvre jaune. — Cette grave maladie se rencontre surtout sur les côtes du Mexique, du Brésil, Antilles et Sénégal.

Elle débute brusquement, souvent pendant la nuit, par un fort frisson et une douleur violente des reins (coup de barre), violent mal de tête: tout le corps est courbaturé: les yeux sont hagards et injectés, la face est rouge et animée, la soif ardente; ordinairement constipation; agitation, quelquefois délire. Dès le second jour paraissent les vomissements; la peau tourne au jaune (d'où le nom de fièvre jaune), le malade vomit du sang noir, les urines sont rares et très foncées.

Traitement. — Purger le malade avec deux cueillerées à soupe d'huile de ricin; lotions froides sur le corps; donner à boire de l'eau dans laquelle on a exprimé un citron ou de l'eau vineuse. Faire sucer des morceaux de glace.

Comme isolement du malade et désinfection de ses effets et objets de literie, prendre les mêmes précautions que pour le choléra.

Précautions à prendre. — Si une épidémie se déclare en cours de route, s'efforcer de gagner des latitudes froides. Le froid, en effet, détermine la mort des moustiques spéciaux qui sont cause de l'épidémie. Supprimer les régimes de bananes et les plantes vertes qui peuvent abriter les moustiques. Les moustiques en piquant le malade prennent le germe de son mal qu'ils inoculent aux biens portants. Cela montre la nécessité d'isoler les malades et les bien portants, pendant la nuit, sous des moustiquaires.

Tous les récipients contenant de l'eau où les moustiques pourraient accéder et déposer leurs larves devront être asséchés et surveillés avec soin.

Désinfecter les excréments et les déjections avec le crésylol sodique à 40 p. 1000.

IV. Dysenterie. — C'est la maladie la plus fréquente des pays chauds après la fièvre intermittente (voir p. 25).

V. Peste. — Elle sévit surtout dans les ports de l'océan Indien, des mers de Chine et du Pacifique.

Elle débute brusquement par un frisson intense, de la fièvre, des vertiges, du mal à la tête, une grande faiblesse. Puis apparaissent dans les aines des glandes grosses comme des noix. La peste peut aussi se montrer sous la forme d'une fluxion de poitrine ou de taches noires à la peau. Les glandes peuvent suppurer comme des bubons, ce qui est un bon signe.

Traitement. — Donner aux malades des boissons chaudes, des potions avec de l'eau, du tafia et du sucre (grog).

Précautions à prendre. — La peste étant très contagieuse, isoler les malades comme pour les maladies qui précèdent. De plus, tuer les rats qui sont le principal agent de la contagion. Les rats morts devront être ramassés non avec les mains mais avec une pelle et celle-ci doit ensuite être flambée.

TROISIÈME PARTIE.

SOINS À DONNER AUX BLESSÉS ET AUX VICTIMES D'ACCIDENTS.

Tout homme blessé a besoin d'un pansement immédiat approprié à la nature de sa blessure.

Un accident vient de se produire et il y a un ou plusieurs blessés; le plus souvent, on constate une des lésions suivantes :

I. Plaie avec ou sans hémorragie.
II. Contusion avec ou sans plaie.
III. Entorse, foulure, luxation.
IV. Fracture avec ou sans plaie.
V. Brûlure.

Nous rangeons encore dans les accidents :

VI. Le coup de chaleur.
VII. La perte de connaissance.
VIII. L'asphyxie et les secours à donner aux noyés.
IX. La rétention d'urine.

I. Plaies. — Produites par des chocs, des piqûres, des coupures, des armes à feu; elles sont simples ou compliquées d'hémorragie.

Dans tous les cas, il faut commencer, avant de toucher à une plaie, par se laver les mains au savon d'abord, à la solution phéniquée (26 p. 1000) ensuite.

On peut alors, après avoir nettoyé au savon la plaie et ses bords, laver avec la solution phéniquée à 25 p. 1000 et des petits tampons de coton; s'il y a des poils, les couper ou les raser.

Deux cas se présentent :

A. Plaies simples. — Quand le sang est complètement étanché, faire le pansement simple indiqué à la page 13.

Si les bords de la plaie sont écartés, comme après un coup de couteau, il faut, avant d'appliquer le pansement, les rapprocher avec les doigts et les maintenir rapprochés à l'aide de bandelettes de diachylon, que l'on chauffe un peu pour les faire mieux coller (p. 6, fig. 2).

Par-dessus les bandelettes, on fait le pansement.

B. Plaies avec hémorragie. — L'hémorragie peut être plus ou moins forte.

1° Le sang coule goutte à goutte, mais ne s'arrête pas.

Pansement. — Placer sur la plaie elle-même un tampon sec de coton et rouler par-dessus une bande que l'on serre au degré nécessaire (bandage compressif (voir fig. 7 et 8). Il est bon, comme le montrent les figures, d'appliquer la bande non pas seulement au niveau de la plaie, mais bien sur tout le membre en commençant par l'extrémité (pied ou main). Quand l'hémorragie est arrêtée, on panse la plaie comme une plaie simple, quitte à revenir à l'emploi de la bande si l'hémorragie menaçait de se reproduire.

2° Une artère a été coupée, le sang s'élance en jet.

Pansement. — Placer immédiatement un doigt sur le point de sortie du sang, et de l'autre main appliquer un lien provisoire (mouchoir, cravate, bretelle) à ce même niveau. Le sang coule avec moins de force et on profite

Fig. 7. Fig. 8.

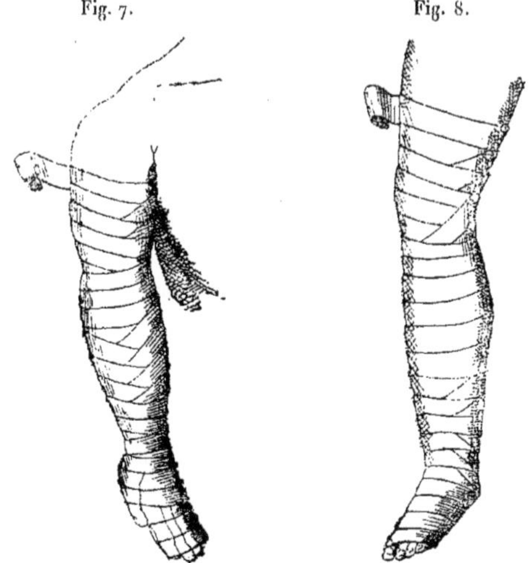

APPLICATION DU BANDAGE COMPRESSIF.

En partant de la main. En partant du pied.

de cet instant de répit pour arrêter définitivement l'hémorragie au moyen d'une bande suffisamment serrée autour du membre, au-dessus de la plaie. S'il s'agit d'une plaie au cou ou à la tête, la constriction devra s'exercer entre la plaie et le cœur, c'est-à-dire au-dessous de la plaie.

Pour augmenter la compression, on peut même introduire momentanément une baguette de bois entre le lien constricteur et le membre et s'en servir comme d'un garrot [1].

[1] Ne pas perdre de vue les conseils donnés à la page 13 à propos du serrement des bandages.

II. Contusions. — Sont la conséquence d'un choc ou d'une chute.

La peau est rouge, meurtrie, puis elle passe au violet et au bleu; quelquefois, il se forme une grosseur, une bosse, surtout à la tête.

Traitement. — Si c'est à un pied ou à une main, plonger la partie dans de l'eau de mer froide, puis appliquer comme pansement plusieurs compresses trempées dans de l'alcool camphré étendu de quatre fois son volume d'eau froide (voir 21); mouiller de temps en temps le pansement quand il s'échauffe.

Si la contusion siège sur une partie du corps qu'on ne puisse pas plonger dans l'eau froide, appliquer directement le pansement.

III. Entorse, foulure, luxation. — Ce sont des accidents qui se passent dans les jointures; le plus souvent au pied.

Traitement. — Plonger la jointure (pied, main ou coude) dans de l'eau, aussi chaude que possible et le plus longtemps possible. Pendant le séjour au lit, garder un bandage compressif établi des orteils au milieu de la jambe; se servir pour cela d'une bande de crêpe.

Au bout de deux ou trois jours, si la douleur n'est pas trop forte, masser le pied et le bas de la jambe.

IV. Fractures. — Se produisent dans un choc violent ou une chute grave; il y a presque toujours, en même temps, de la contusion, quelquefois une ou plusieurs plaies.

Le blessé a pu sentir et même entendre, ainsi que les assistants, un craquement. Il ne peut soulever le membre dont l'os est brisé. Ce membre est déformé, ce dont on s'aperçoit facilement en le comparant à celui de l'autre côté; il est quelquefois raccourci et plié à l'endroit de la fracture, comme s'il y avait là une jointure nouvelle.

Au moindre mouvement qu'on lui fait subir, le blessé se plaint très vivement.

Conduite à tenir en cas de fracture. — Il faut :

1° *Transporter le blessé sur un lit, une table :* quatre hommes; un le prend par-dessous les épaules, le second passe les mains sous les reins, le troisième porte le membre sain, le dernier, le plus important, porte le membre fracturé en plaçant une main au-dessous de la fracture, l'autre au-dessus, de manière à bien fixer le membre.

Manœuvrer avec ensemble et au commandement pour ne pas donner de secousses brusques qui font souffrir le blessé inutilement.

2° *Déshabiller le blessé :* découdre ou couper ses vêtements pour ne pas le faire souffrir inutilement. D'ailleurs, agir ainsi pour toutes les blessures graves, quelles qu'elles soient.

3° *Préparer et appliquer le pansement :* le but que l'on se propose est de redresser le membre fracturé, de lui rendre, autant que possible, sa longueur et sa direction normales et de le maintenir immobile dans cette direction pendant le temps nécessaire pour que les deux morceaux de l'os se ressoudent.

Pour soutenir et immobiliser le membre fracturé, on se sert des appareils préparés qu'on a en provision et qui correspondent à la cuisse, à la jambe, au bras, à l'avant-bras (60 à 63).

On étale l'appareil; on le garnit, d'une manière régulière, d'étoupe ou de coton, et on le glisse sous le membre fracturé. On tire un peu sur le membre pour le redresser, et, pendant qu'on le maintient exactement dans cette position, une autre personne ferme par dessus l'appareil et noue les lacs ou liens (voir fig. 9, 10 et 11).

Il faut serrer suffisamment pour que le membre soit bien tenu, mais il ne faut pas trop serrer, de manière à empêcher la circulation, ce qui amènerait de graves accidents. Si, après l'application de l'appareil, le malade se plaint beaucoup, si surtout il a des fourmis dans le pied ou la main, c'est que le bandage est trop serré; alors, relâcher un peu les liens.

Quand un appareil est convenablement placé et serré, le malade éprouve immédiatement un bien-être relatif.

Quand, pour une raison ou pour une autre, on n'a pas sous la main un appareil tout préparé, on peut placer le membre fracturé dans une gouttière en fer-blanc ou en zinc, que l'on fabrique avec les ressources du bord de la manière suivante :

On découpe une feuille de zinc, par exemple, de grandeur convenable, et on la moule sur le membre correspondant d'une personne saine de la même taille, autant que possible, que le blessé; on la garnit soigneusement de coton ou d'étoupe et l'on y place le membre fracturé.

Fracture du membre inférieur (fig. 9). — Le malade doit rester couché dans la position horizontale.

Fig. 9.

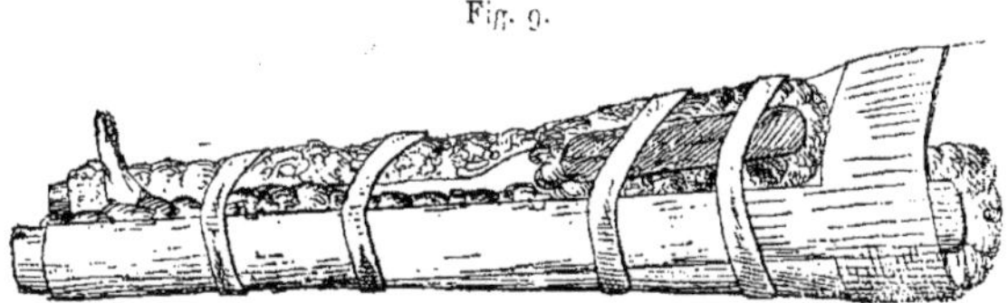

Appareil à attelles pour fracture de cuisse.

En moyenne, pour laisser à la fracture le temps de se consolider, il faut laisser l'appareil en place soixante jours pour une fracture de cuisse, quarante jours pour une fracture de jambe.

Fracture du membre supérieur (fig. 10 et 11). — Quand l'appareil est en

5.

place, quel que soit le siège de la fracture, au bras ou à l'avant-bras, il faut plier à angle droit l'avant-bras sur le bras et maintenir le tout dans une

Fig. 10.

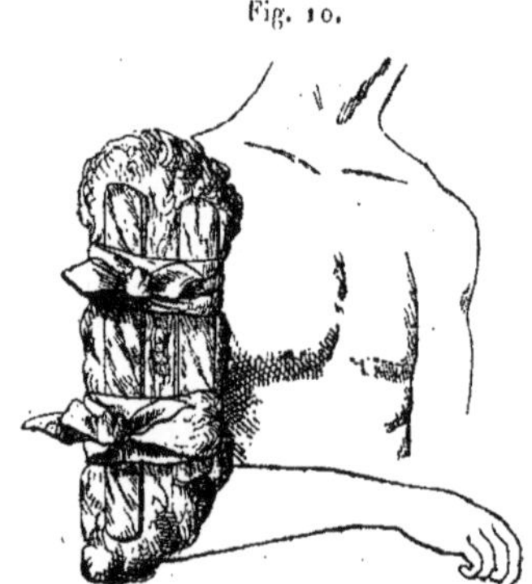

Appareil pour fracture du bras.

Fig. 11.

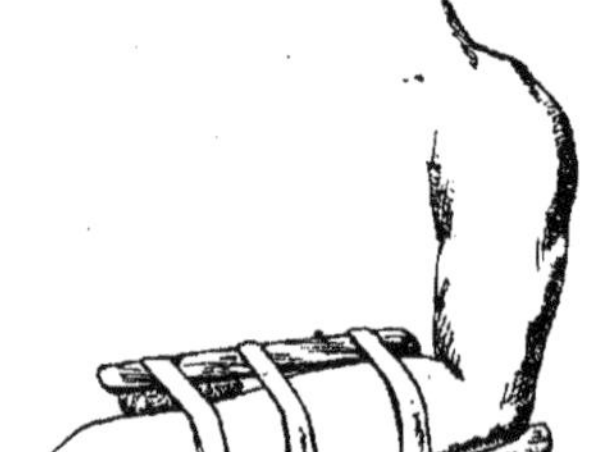

Appareil pour fracture de l'avant-bras.

écharpe (voir fig. 11 et 12). Avoir soin de ne jamais appliquer d'attelle, de tige de bois ou de métal au côté interne du bras.

Les fractures du membre supérieur mettent trente jours, en moyenne, pour se consolider.

Fig. 12.

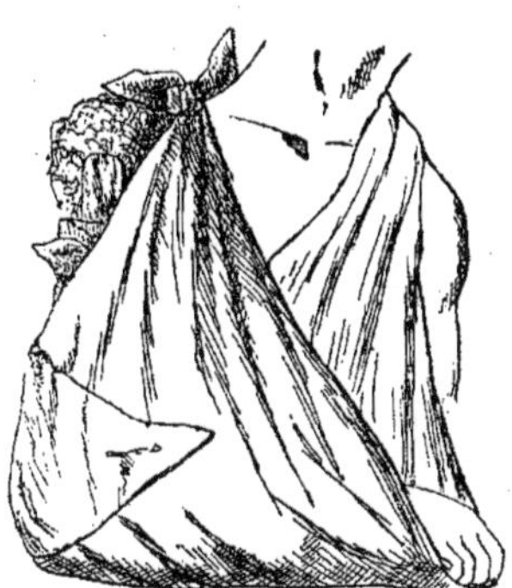

Écharpe pour soutenir le membre fracturé.

Les malades n'ont pas besoin de rester couchés.

FRACTURE DE LA CLAVICULE. — La clavicule est cet os que l'on sent bien et qui se trouve en avant et en haut de la poitrine, allant de la base du cou à l'épaule.

La fracture de la clavicule est la plus fréquente des fractures; heureusement que c'est une des moins graves.

Arrive ordinairement dans les chutes sur l'épaule, le coude et même le poignet.

Traitement. — Le moyen le plus simple et le plus efficace consiste à coucher le malade et à laisser tout d'abord le bras du côté blessé pendre en dehors du lit, pendant le premier jour seulement. Le lendemain, plier l'avant-bras à angle droit sur le bras et laisser reposer cet avant-bras en dehors du lit, soit sur un tabouret, où on pourrait le fixer par une bande, soit dans une compresse repliée formant écharpe, et fixée à l'extérieur du lit.

Avoir soin que l'épaule du côté malade repose en porte-à-faux sur le traversin. Dans le cas où ce mode de traitement ne pourrait pas être appliqué, soit à cause du mauvais temps, ou pour toute autre cause, maintenir le bras dans une grande écharpe comme pour le bras facturé (voir fig. 12).

FRACTURE DES CÔTES. — Arrive encore assez souvent, par suite de chocs directs ou de chutes sur la poitrine. Le malade se plaint d'un point de côté chaque fois qu'il respire et surtout quand il tousse. En pressant avec la main à ce niveau, on provoque un éclair de douleur.

Le *traitement* de cette fracture est très simple : on applique un bandage de corps (fig. 5) que l'on serre fortement et qu'on laisse appliqué jusqu'à guérison, en le resserrant de temps en temps s'il se relâche. Dès que le bandage est suffisamment serré, le malade est soulagé et respire sans souffrance.

La fracture de côte se guérit en vingt-cinq jours.

Le malade gardera le lit pendant une semaine environ.

V. Brûlures. — Il y a à distinguer les brûlures limitées, par exemple, de la main, du pied, et les vastes brûlures intéressant une grande partie du corps ou même tout le corps, et que l'on observe sur les navires à vapeur dans les accidents de machine.

Brûlures limitées. — Quand la brûlure est légère, la peau est simplement rouge et gonflée ; à un degré plus avancé, il y a, sur la peau, des cloches ; la peau peut même être détruite.

Si la brûlure est légère, appliquer sur la peau des compresses en gaz imbibées de la solution d'acide picrique à 12 p. 1,000 (voir 49). Jamais de gaze phéniquée.

Faute de solution à l'acide picrique, battre de l'eau de chaux dans de l'huile ; on obtient ainsi une crème appelée liniment oléo-calcaire qu'on emploie comme précédemment.

S'il y a des cloches, on crève délicatement ces cloches avec une aiguille, qu'on a eu soin de passer à la flamme, et on laisse couler l'eau ; il faut bien prendre garde de ne pas arracher la peau des cloches. On lave délicatement la brûlure avec la solution picriquée et on fait le pansement avec la même solution (voir p. 5).

Plus tard, on pansera les plaies résultant des brûlures comme des plaies ordinaires (voir p. 13).

Vastes brûlures. — Ce sont les brûlures qui accompagnent les accidents de machine.

Pansement. — La première chose à faire, et la plus délicate, consiste à débarrasser le patient de ses vêtements. Il faut bien se garder, pour procéder à cette opération, de le coucher dans un lit ; mieux vaut, si l'on est obligé d'étendre le malade, l'allonger sur le parquet ou un tapis.

Avec des ciseaux ou un bon couteau, on coupe les vêtements de manière qu'ils tombent pour ainsi dire d'eux-mêmes. Quand il y va de la vie, il serait absurde de chercher à ménager les vêtements.

Il ne faut jamais tirer sur les vêtements ; toutes les précautions sont prises pour ne pas emporter la peau et mettre la brûlure à vif.

Si une partie des vêtements adhère à la peau, il faut la laisser en place en coupant tout autour.

Les parties brûlées étant à jour, il faut, avec une aiguille passée à la flamme, crever les grosses cloches pour faire écouler l'eau. On lave les brûlures à l'acide picrique en faisant couler dessus cette solution; après quoi, on fait le pansement comme ci-dessus et l'on recouvre avec une couche de coton ou encore avec le grand pansement aseptique de réserve (voir nota, p. 55).

Il est nécessaire de faire le pansement épais de manière à pouvoir le laisser en place le plus longtemps possible.

Quand le premier pansement sera souillé et dégagera une mauvaise odeur, on le renouvellera avec beaucoup de précautions pour ne pas emporter la peau.

Faire bien attention, si la brûlure intéresse les doigts, de les isoler dans le pansement, sans quoi on risque de voir les doigts se souder entre eux par cicatrice.

Les victimes de pareils accidents ont une soif très vive en même temps qu'ils se refroidissent.

Ce qu'il y a de mieux à leur donner, c'est une boisson légèrement excitante, du thé léger chaud.

N. B. Dans les accidents de chaudières, il y a quelquefois des brûlures épouvantables; le corps est brûlé dans toute son étendue, la peau des doigts tombe comme un gant. Il faut courir au plus pressé, c'est-à-dire calmer les douleurs atroces du malade; pour cela, la première chose à faire est d'inonder d'huile le blessé pour soustraire, le plus vite pssible, au contact de l'air, sa peau qui est au vif.

Ce n'est qu'après qu'on fera le pansement au mieux possible.

C'est surtout dans ces cas qu'il faut bien se garder de serrer le pansement, les brûlés, surtout les graves, ne pouvant pas supporter la moindre compression. Si l'on doit déplacer le malade, il faut lui passer des serviettes sous les aisselles pour le soulever.

VI. Coup de chaleur. — Dû à ce que le sang est trop chauffé; s'observe surtout chez les chauffeurs, dans certains parages, comme la mer Rouge.

Les malades sont pris, plus ou moins brusquement, d'un mal de tête excessif et de vertiges. Quelquefois, surviennent une excitation violente et des hallucinations; on en a vu se jeter à la mer; mais, le plus souvent, ce qu'on observe, c'est un accablement profond, la respiration se fait mal, il y a perte de connaissance, la peau est extrêmement chaude.

Traitement. — Débarrasser rapidement le malade de ses vêtements et de tout ce qui peut gêner la respiration; le coucher, la tête un peu élevée, à l'ombre, dans l'endroit le plus frais et le plus aéré du bateau, sous une manche à vent, si c'est possible. Lui appliquer incessamment des compresses mouillées sur la tête, flageller le ventre et la poitrine avec des linges mouillés. Comme il s'agit surtout de refroidir le malade, à défaut de glace, un bon moyen consisterait à l'envelopper d'un drap mouillé et tordu, le plonger dans une baille d'eau ou une baignoire d'eau fraîche.

Si la respiration ne se fait pas, pratiquer la respiration artificielle comme pour les noyés (voir p. 41).

VII. Perte de connaissance. — Un homme tombe et perd connaissance; c'est un des trois cas suivants :

1° Épilepsie (*haut mal*). — Le malade tombe en poussant quelquefois un cri et perd connaissance. La face est d'abord très pâle. Bientôt tout le corps est pris de convulsions, le malade écume et la face devient très rouge. Ces convulsions durent de une à deux minutes, après quoi le malade reste abattu pendant un certain temps.

Traitement. — Il n'y a rien à faire contre l'attaque d'épilepsie; le seul soin à prendre, c'est de dégager le cou du malade et de veiller à ce qu'il ne se blesse pas pendant les convulsions.

En dehors de leurs attaques, les épileptiques peuvent faire leur service à bord, mais on comprend qu'il serait de la dernière imprudence de les laisser monter dans la mâture ou faire le quart dans la machine.

2° Apoplexie (*coup de sang*). — Le malade tombe comme foudroyé; il est rouge, il a perdu connaissance, son cœur continue à battre.

Cet accident arrive surtout chez les personnes âgées, mais il peut être causé quelquefois par l'ivresse ou par un coup de chaleur.

Traitement. — Coucher le malade sur le dos, la tête plus élevée que le reste du corps. Mettre des compresses mouillées froides sur le front. Appliquer des sinapismes sur les jambes et les cuisses. Donner un lavement avec un paquet de sulfate de soude dissous dans un verre d'eau.

3° Syncope. — La syncope est surtout fréquente chez les grands blessés, chez ceux qui ont perdu beaucoup de sang. Le malade s'affaisse, il est très pâle, il a perdu connaissance et le cœur cesse de battre.

Traitement. — On couche le malade à plat sur le dos, en mettant la tête un peu plus basse que le reste du corps; il est même bon de relever les jambes. Dénouer la cravate et tous les vêtements serrés; frapper le visage et le devant de la poitrine avec un linge mouillé, faire respirer de l'éther ou du vinaigre; enfin, au besoin, pratiquer la respiration artificielle comme pour les noyés (voir p. 41).

VIII. Asphyxiés et spécialement noyés. — *Secours à leur donner.* — Les secours doivent être donnés le plus promptement possible à tous les noyés. On en a vu revenir à la vie après une demi-heure d'immersion.

Les secours doivent être continués pendant au moins deux heures, avant que l'on puisse dire que le noyé a cessé de vivre.

Aussitôt que le noyé est sorti de l'eau, le déshabiller rapidement en coupant ses vêtements, l'essuyer avec du linge chaud, l'envelopper dans une couverture de laine chaude, le coucher sur le dos, la tête et les épaule légèrement relevées. Incliner légèrement la tête sur le côté droit pour favoriser les vomissements et la sortie de l'eau, et débarrasser la bouche de l'écume qui la remplit, en y passant le doigt entouré de linge.

Si les dents sont serrées, il faut s'en réjouir; c'est un signe que le noyé n'est pas mort. Dans ce cas, pour ouvrir la bouche, on force avec les doigts ou avec un objet quelconque, manche de couteau, morceau de bois, etc.

Cela fait, en allant très vite, pour ramener le noyé à la vie on a deux méthodes :

1° Méthode de Silvester, ou respiration artificielle;

2° Méthode de Laborde, ou tractions rythmées de la langue.

Nous allons décrire successivement ces deux méthodes, après quoi nous dirons comment on peut les combiner pour avoir le plus de chances possible de réussite.

1° Méthode de Silvester, ou respiration artificielle. — Desserrer les dents et attirer au dehors de la bouche la langue, que l'on saisit entre les doigts enveloppés d'un linge.

La maintenir ainsi pendant toutes les manœuvres qui vont suivre.

Sans perdre de temps, pratiquer la respiration artificielle en deux temps :

1er temps. — On se place à la tête du noyé, et saisissant ses bras à pleine main, on les élève lentement de chaque côté de sa tête, comme dans les exercices d'assouplissement (fig. 13);

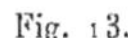

Fig. 13.

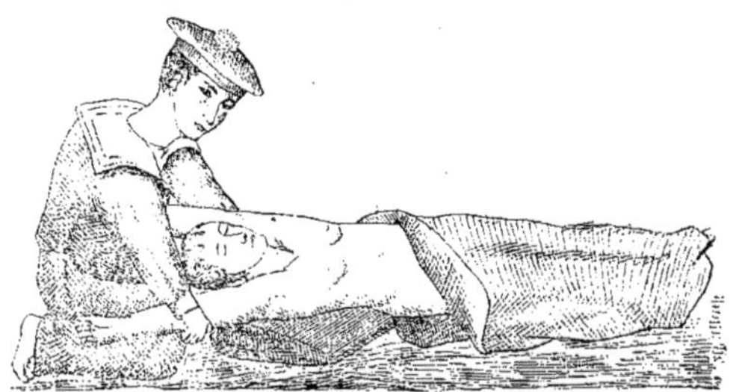

RESPIRATION ARTIFICIELLE. — MANŒUVRES DE SILVESTER.

1er temps. Élévation des bras de chaque côté de la tête.

2e temps. — On abaisse lentement les bras du noyé en les repliant et en pressant ses coudes contre les côtés de la poitrine (fig. 14).

On recommence alternativement ces deux mouvements, lentement, autant que possible en suivant les mouvements de la respiration normale, c'est-à-dire de 15 à 20 fois par minute. On a toujours tendance à aller trop vite.

En même temps que l'on pratique la respiration artificielle, une personne fait sur tout le corps des frictions énergiques avec des morceaux de laine, un pan de la couverture, des gants de crin, ce que l'on a sous la main.

On réchauffe le noyé avec des briques ou des bouteilles chaudes.

Continuer avec persévérance ces manœuvres pendant deux à trois heures, et ne cesser que quand le noyé revient à lui.

2° Méthode de Laborde. Tractions rythmées de la langue. — On ouvre la bouche du noyé ; si les dents sont serrées, on les écarte en forçant avec les

Fig. 14.

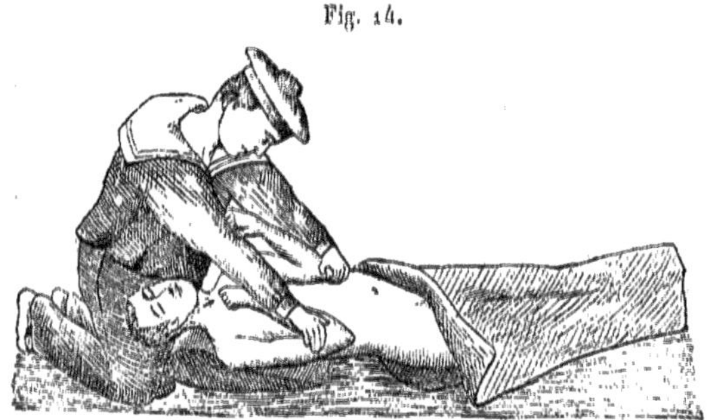

RESPIRATION ARTIFICIELLE. — MANŒUVRES DE SILVESTER.

2° temps. Abaissement des bras, les coudes repliés et serrés contre la poitrine.

doigts, ou avec un corps résistant quelconque, morceau de bois, manche de couteau, dos de cuiller ou de fourchette, extrémité d'une canne (voir fig. 15). Saisir solidement la partie antérieure de la langue entre le pouce et l'index

Fig. 15.

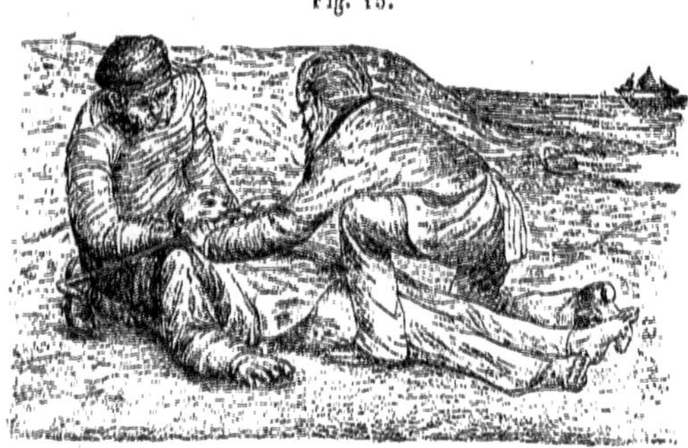

de la main droite, nus, ou revêtus d'un linge quelconque, d'un mouchoir de poche, par exemple (pour empêcher le glissement), et exercer sur la langue de fortes tractions répétées, successives, cadencées ou rythmées, suivies de relâchements à raison de 15 à 20 tractions par minute.

Combinaison des deux méthodes de Silvester et de Laborde.

Dans la pratique, quand on emploie la méthode de Laborde, il faut avoir en elle une robuste confiance, car on peut tirer très longtemps la langue sans qu'aucun indice de succès vienne encourager celui qui manœuvre la langue; tandis que, quand on emploie la méthode de Silvester, on voit qu'à chaque instant on fait entrer et sortir l'air; en réalité, on fait respirer le noyé, et cela encourage singulièrement à persévérer. C'est pourquoi la méthode de Laborde, fût-elle incontestablement reconnue comme supérieure, nous nous garderions bien de ne pas décrire cette vieille méthode de Silvester qui a sauvé tant de vies humaines.

Mais, pour augmenter les chances de réussite, rien n'empêche de combiner ces deux méthodes. En effet, pendant qu'on pratique la manœuvre des bras de Silvester, nous avons recommandé de saisir la langue et de la maintenir en dehors de la bouche; la personne chargée de ce rôle s'accroupit à cheval sur les jambes du noyé (fig. 15) pour ne pas gêner les mouvements des bras. Alors on comprend très bien qu'au lieu de se borner à tenir la langue immobile, cette personne pourra parfaitement imprimer à la langue les mouvements rythmés que nous avons décrits et qui constituent la méthode de Laborde.

On aura soin de faire coïncider la traction de la langue en avant avec le mouvement d'élévation des bras.

Enfin, lorsque le noyé a recouvré toute sa connaissance et seulement alors, on lui fait prendre un peu d'eau-de-vie ou un verre de vin chaud; on le couche et on l'engage à dormir.

IX. Rétention d'urine. — Le malade ne peut pas uriner et souffre beaucoup.

Traitement. — Si c'est possible, mettre le malade dans un grand bain chaud prolongé ou au moins dans un bain de siège, qu'on pourra toujours fabriquer en sciant une barrique. Après le bain, le coucher sur le dos, appliquer un cataplasme qui descendra du ventre jusqu'au-dessous des bourses. Si ces moyens ne réussissent pas, on pourra se servir d'une sonde de caoutchouc. Cette sonde a été choisie avec intention pour qu'elle ne puisse jamais faire de mal. Avant tout, il faut avoir grand soin de s'assurer que la sonde n'est pas devenue cassante, ce qui peut arriver surtout après un certain séjour dans les pays chauds. On a constaté que la sonde était restée flexible, non cassante; se laver soigneusement avec de l'eau et du savon; on lave ensuite soigneusement la sonde à la solution boriquée; on la graisse avec la vaseline boriquée et on l'introduit avec douceur dans le canal. Il est rare que l'on puisse entrer d'emblée dans la vessie et soulager immédiatement le malade. Mais, arrivé sur l'obstacle qui s'oppose à la sortie de l'urine, il faut maintenir la sonde en place. De temps en temps, on fait de nouvelles tentatives pour passer. Cela suffira généralement, soit pour entrer franchement dans la vessie et soulager du coup le malade, soit pour le faire uriner goutte à goutte.

Signes apparents de la mort.

Toutes les fonctions sont arrêtées.

La respiration ne peut plus se percevoir; le souffle ne ternit plus un objet brillant, comme un miroir, la lame d'un couteau.

Le cœur a cessé de battre et ses bruits ne sont plus perceptibles à l'oreille appliquée contre la poitrine.

Tous les membres sont raidis et froids; le corps ne peut plus être plié en aucun point.

La peau, frictionnée énergiquement, même brûlée, ne rougit plus.

La mâchoire inférieure ne se relève plus quand on l'abaisse.

L'œil devient vitreux et mou.

Enfin, la putréfaction commence.

Décès à bord.

Les corps des personnes décédées à bord ne doivent pas être conservés plus de vingt-quatre heures après la constatation du décès, à moins que les navires ne soient à proximité d'un port et que la température ne soit pas élevée. En cas de décès par suite de maladies contagieuses ou suspectes, ils doivent être immergés, aussitôt la constatation des signes énumérés plus haut.

QUATRIÈME PARTIE.

CONSEILS D'HYGIÈNE.

C'est en enseignant les causes des maladies et les moyens à employer pour éloigner ces causes, que l'hygiène empêche les maladies de se produire.

Elle a un intérêt majeur pour tous : armateurs, capitaines et marins; car un homme malade est un homme qui ne peut plus travailler, et l'empêcher de tomber malade, lorsque cela est possible, n'est autre chose que de faire une économie.

En dehors des accidents, presque toutes les maladies qui frappent les marins tiennent aux causes suivantes :

Malpropreté ;
Humidité ;

Mauvaise qualité des vivres et des boissons;
Mauvaise conduite ou imprudence des hommes.

Les capitaines doivent donc veiller avec le plus grand soin aux points suivants :

I. Propreté corporelle. — Elle s'impose spécialement à l'attention : c'est la malpropreté qui occasionne nombre d'*abcès, clous, ulcères, maux d'yeux, panaris, phlegmons*, etc.

C'est la malpropreté qui entretient et permet la propagation *des poux, de la gale, des microbes*, qui enveniment les petites écorchures et causent les maladies les plus graves.

La propreté corporelle consiste à se laver soigneusement, non seulement le visage et les mains, mais aussi les dents, la tête et toutes les parties du corps.

Les cheveux doivent être portés ras et savonnés fréquemment.

Les vêtements, les objets de couchage doivent être lavés souvent, et il est du devoir des capitaines de donner aux hommes le temps nécessaire pour prendre ces soins indispensables.

II. Propreté du navire. — Les cales et postes de couchage doivent être grattés plus souvent que lavés.

Quand il y a de mauvaises odeurs dans les bouteilles, poulaines et autres réduits, il faut employer de préférence comme désinfectant le chlorure de chaux (voir p. 12), et à défaut le crésylol sodique. On peut le délayer dans un peu d'eau et l'abandonner dans des assiettes, là où l'on veut faire disparaître la mauvaise odeur. On peut en faire dissoudre dans l'eau pour arroser et laver les murailles et les parquets des locaux infectés. Enfin, si l'on veut badigeonner au lait de chaux l'intérieur du navire, il ne faut jamais négliger d'ajouter du chlorure de chaux au lait de chaux ordinaire. Il doit être absolument interdit de cracher sur les parquets, particulièrement dans les postes de couchage où un crachoir collectif est indispensable[1]. (Voir p. 12.)

La propreté des ustensiles de cuisine doit être très minutieuse; les hommes ne doivent pas se servir des cuillers appartenant aux autres, pour éviter de se communiquer des maladies qui empoisonnent le sang, comme la syphilis.

III. Bonne qualité des vivres et des boissons. — Le capitaine doit s'assurer de la bonne conservation des vivres et des boissons du bord. Son attention doit surtout se porter sur les boîtes de conserves qui, quand elles sont avariées, sont ordinairement bombées et exhalent, à leur ouverture, une mauvaise odeur; elles ne doivent jamais être consommées, et on doit les détruire aussitôt. Le capitaine doit aussi veiller à la bonne qualité des vivres et bois-

---

[1] Ce crachoir collectif sera un crachoir, forme applique, en tôle émaillée avec cône.

sons que les marchands de terre viennent vendre à l'équipage. La vue et l'odorat lui permettront de reconnaître les matières avariées. Se défier des fruits qui ne sont pas parfaitement mûrs.

En cours de traversée, les animaux sur pied reconnus malades doivent être immédiatement jetés à la mer. Leur litière est détruite et le parc soumis à la désinfection.

IV. Eau de boisson. — L'eau de boisson doit être conservée autant que possible dans des caisses en fer cimentées ou non. La meilleure eau de boisson et la plus sûre est l'eau distillée, si on peut la fabriquer à bord, l'eau venant de terre devant être réservée pour la cuisine et la propreté. Pour ne pas polluer l'eau distillée destinée à la boisson et lui conserver ses qualités d'eau sûre, il est indispensable d'avoir pour elle un tuyautage et des récipients à part; — du moment qu'elle passe par le même tuyautage que l'eau provenant de terre, elle cesse d'être une eau de boisson sûre. Les conduites en plomb sont prohibées.

Règle générale, toute eau venant de terre doit être considérée comme suspecte; si le choléra ou la fièvre typhoïde règnent à terre, cette eau est dangereuse, car c'est par l'eau que pénètrent dans le corps les germes de ces deux maladies.

Quand donc on est obligé d'employer, comme eau de boisson, l'eau venant de terre, il est prudent, avant de la consommer, non pas de la faire bouillir un certain temps, mais seulement de la chauffer jusqu'au moment où elle commence à bouillir, pour la mettre immédiatement à refroidir.

Quand la fièvre typhoïde et le choléra sévissent à terre, quand ces maladies surtout se manifestent à bord, cette précaution de chauffer jusqu'à l'ébullition l'eau venant de terre et destinée à la boisson est absolument indispensable.

La quantité d'eau de boisson nécessaire à l'équipage n'est pas grande; il sera toujours possible, avec les ustensiles de cuisine, de la porter à l'ébullition.

Les Anglais ont la bonne habitude de ne boire que du thé; or le thé est surtout une eau qu'on a portée à l'ébullition.

V. Éviter que des hommes qui ont été mouillés ne conservent sur eux leurs effets humides. — Un homme mouillé, tant qu'il travaille, peut résister. Dès qu'il entre au repos, s'il conserve sur lui ses vêtements mouillés, il se refroidit et court les plus grands risques de prendre du mal, *rhume, fluxion de poitrine, rhumatisme, diarrhée, mal de gorge*, etc.

Quand un homme mouillé descend de quart, cesse son service et entre au repos, il est indispensable qu'il prenne des vêtements secs.

Par cette précaution à laquelle le capitaine doit tenir rigoureusement la main, on évitera bien des maladies et des exemptions de service.

Naturellement, les marins exposés à la pluie et aux embruns devront être pourvus de cirés. Lorsqu'ils auront été obligés de garder longtemps des vêtements humides, il sera bon de leur faire prendre une tasse de thé punché.

Dangers de l'ivrognerie. — La sobriété est une vertu que devraient pratiquer surtout les marins dont la vie est à chaque instant menacée s'ils ne conservent pas toujours la sûreté de leurs mouvements.

L'ivrognerie fait plus de victimes que toutes les maladies réunies. Il ne faut donc jamais boire du vin ni de l'eau-de-vie avec excès.

Dans tous les cas, l'eau-de-vie ne doit jamais être absorbée en nature et à jeun, mais mélangée au thé et au café.

VI. Désinfection des locaux, des effets et des objets de literie dans les cas de maladies qui se communiquent. — Dans les cas de *fièvre typhoïde, choléra, dysenterie, fièvre jaune, peste, fièvres éruptives (rougeole, scarlatine, variole), tuberculose,* il faut soigneusement désinfecter tous les effets et les objets de literie du malade; en un mot, il faut désinfecter tout ce qui a touché le malade (voir p. 12).

Pour ce qui n'a pas de valeur, le plus simple est de le jeter à la mer. Tout le reste doit être passé à l'eau bouillante (voir chlorure de chaux, crésylol sodique). Cette désinfection est largement suffisante pour tous les cas. Lorsque le local où a été soigné un malade atteint de maladie contagieuse aura été évacué, il sera lavé à l'aide de la solution forte de crésylol sodique et fermé si possible après désinfection.

VII. Vaccination. — Les navires de commerce étant constamment exposés à rencontrer dans leurs mouillages des foyers de *variole*, nous recommandons expressément aux capitaines, avant de quitter leur port d'armement, de faire vacciner leurs équipages.

Cette précaution ne leur procurera ni tracas, ni dépense, le service public de la vaccine étant aujourd'hui bien installé partout.

VIII. Baignades. — Ne jamais prendre de bain moins de deux heures après avoir mangé.

Ne se baigner qu'ayant chaud, mais sans être en grande transpiration.

Ne jamais attendre pour sortir de l'eau que l'on ressente un frisson, et, si ce frisson se produit, en sortir immédiatement.

S'habiller promptement en sortant de l'eau.

Se donner du mouvement dès qu'on est habillé.

APPROUVÉ :

Paris, le 15 octobre 1909.

Le Sous-Secrétaire d'État à la Marine,

HENRY CHÉRON.

I. — TABLEAU INDIQUANT, D'APRÈS LA DURÉE DE LA NAVIGATION ET LE CHIFFRE DES PERSONNES EMBARQUÉES, LE NOMBRE DES COFFRES 2 ET 3 (MÉDICAMENTS ET PANSEMENTS) DONT DOIVENT ÊTRE MUNIS LES NAVIRES DE COMMERCE, DE PÊCHE ET DE PLAISANCE DE PLUS DE 25 TONNEAUX DE JAUGE QUI SONT DÉPOURVUS DE MÉDECINS.

Les bâtiments pratiquant la petite pêche ou le bornage et ayant un équipage de moins de 16 hommes doivent être munis d'un coffre n° 1, et les navires de plaisance naviguant dans le voisinage des côtes, de la boîte de secours spécialement établie à leur usage.)

(RÈGLEMENT D'ADMINISTRATION PUBLIQUE DU 21 SEPTEMBRE 1908, MODIFIÉ PAR DÉCRET DU 10 AVRIL 1909.)

Coffres à délivrer.......	1 coffre n° 2.	2 coffres n° 2.	1 coffre n° 3.	1 coffre n° 3. 1 coffre n° 2.	1 coffre n° 3. 2 coffres n° 2.	2 coffres n° 3.	3 coffres n° 3.
DURÉE DE LA NAVIGATION.	NOMBRE DE PERSONNES EMBARQUÉES.						
Moins de 2 mois.	1 à 10.	11 à 15.	16 à 100.	"	"	"	"
Moins de 3 mois.	1 à 10.	11 à 15.	16 à 80.	81 à 100.	"	"	"
Moins de 4 mois.	1 à 10.	11 à 15.	16 à 50.	51 à 80.	81 à 100.	"	"
Moins de 5 mois.	"	1 à 10.	11 à 50.	51 à 60.	61 à 80.	81 à 100.	"
Moins de 6 mois.	"	1 à 10.	11 à 30.	31 à 40.	41 à 60.	61 à 80.	81 à 100.
Moins de 7 mois.	"	1 à 10.	11 à 30.	31 à 40.	41 à 50.	51 à 70.	71 à 100.
M. de 10 mois.	"	"	1 à 15.	16 à 30.	31 à 40.	41 à 60.	61 à 100.
M. de 12 mois.	"	"	1 à 10.	11 à 15.	16 à 30.	31 à 60.	61 à 100.

Pour les appareils, ustensiles et objets divers, voir page 52; pour les désinfectants, voir page 55.

Pour le matériel, de même que pour les désinfectants, on n'a tenu compte que du chiffre des personnes embarquées.

Les bateaux pratiquant la pêche côtière ou le bornage qui ont plus de 15 personnes à bord seront munis, comme médicaments et pansements, d'un coffre n° 2 et ne recevront que les ustensiles et appareils de la 1re catégorie (coffre A), bien qu'ils aient plus de 15 hommes à bord.

II. — **TABLEAU** INDIQUANT, D'APRÈS LA DURÉE DE LA NAVIGATION ET LE CHIFFRE DES PERSONNES EMBARQUÉES, LE NOMBRE DES COFFRES N°s 3 ET 4 (MÉDICAMENTS ET PANSEMENTS) DONT DOIVENT ÊTRE POURVUS LES NAVIRES DE COMMERCE DE PLUS DE 25 TONNEAUX DE JAUGE QUI SONT POURVUS DE MÉDECINS.

Coffres à délivrer.	1 coffre n° 4.	1 coffre n° 4. 1 coffre n° 3.	1 coffre n° 4. 1 coffre n° 3.	2 coffres n° 4.	2 coffres n° 4. 1 coffre n° 3.	2 coffres n° 4. 2 coffres n° 3.	3 coffres n° 4.	4 coffres n° 4.	5 coffres n° 4.	6 coffres n° 4.
DURÉE DE LA NAVIGATION.	**NOMBRE DE PERSONNES EMBARQUÉES.**									
Moins de 2 mois.	101 à 1,500.	1,501 à 2,000.	2,001 à 2,400.	2,400 à 3,000.	»	»	»	»	»	»
Moins de 3 mois.	101 à 750.	751 à 1,000.	1,001 à 1,200.	1,201 à 1,500.	1,501 à 1,750.	1,751 à 2,000.	2,001 à 2,250.	2,251 à 3,000.	»	»
Moins de 4 mois.	101 à 500.	501 à 700.	701 à 800.	801 à 1,000.	1,001 à 1,200.	1,201 à 1,350.	1,351 à 1,500.	1,501 à 2,000.	2,001 à 2,500.	2,501 à 3,000.
Moins de 5 mois.	101 à 375.	376 à 500.	501 à 600.	601 à 750.	751 à 900.	901 à 1,000.	1,001 à 1,200.	1,201 à 1,500.	1,501 à 1,875.	1,876 à 2,250.
Moins de 6 mois.	101 à 300.	301 à 400.	401 à 500.	501 à 600.	601 à 700.	701 à 800.	801 à 1,000.	1,001 à 1,351.	1,351 à 1,650.	1,651 à 1,950.
Moins de 7 mois.	101 à 250.	251 à 325.	326 à 400.	401 à 500.	501 à 600.	601 à 700.	701 à 800.	801 à 1,000.	1,001 à 1,250.	1,251 à 1,500.
Moins de 10 mois.	101 à 175.	176 à 225.	226 à 275.	276 à 350.	351 à 400.	401 à 500.	501 à 600.	600 à 775.	776 à 950.	951 à 1,125.
Moins de 12 mois.	101 à 125.	126 à 160.	161 à 200.	201 à 250.	251 à 300.	301 à 350.	351 à 400.	401 à 500.	501 à 625.	626 à 750.

NOMENCLATURE DES MÉDICAMENTS, USTENSILES, OBJETS DE PANSEMENT ET DÉSINFECTANTS DONT DOIVENT ÊTRE MUNIS LES BÂTIMENTS DE COMMERCE, DE PÊCHE ET DE PLAISANCE DE PLUS DE 25 TONNEAUX DE JAUGE BRUTE (1).

(Composition des coffres nos 2 et 3.)

NUMÉROS D'ORDRE. 1	NOMENCLATURE. 2	ESPÈCES des UNITÉS. 3	COMPOSITION du COFFRE n° 2. 4	COMPOSITION du COFFRE n° 3. 5
	Instruction médicale, 1 par bâtiment.			
	I. Médicaments pour l'usage interne.			
1	Alcoolat de cochléaria	Cent. cubes.	//	250
2	Alcoolé de quinquina (2)	Grammes.	//	450
3	Antipyrine en comprimés de 0 gr. 50 (en tubes de 20 comprimés)	Idem.	10	30
4	Chlorate de potasse en comprimés de 0 gr. 30 environ	Idem.	50	150
5	Chlorhydrate de quinine (2) en comprimés de 0 gr. 50 (en tubes de 10 comprimés)	Idem.	10	40
6	Éther sulfurique	Idem.	25	50
7	Extrait de réglisse	Idem.	200	600
8	Feuilles de thé (en boîte en fer-blanc hermétiquement fermée)	Idem.	//	75
9	Huile de ricin	Idem.	100	500
10	Ipéca en poudre (paquets (3) de 0 gr. 50 avec étiquette imprimée sur chaque paquet)	Idem.	5	25
11	Laudanum de Sydenham (étiquette vitrifiée)	Idem.	20	60
12	Opiat (copahu et cubèbe)	Idem.	//	360
13	Pain azyme rond dans une boîte en fer-blanc	Idem.	//	100
14	Salicylate de soude (en paquets de 2 grammes avec étiquette imprimée)	Idem.	//	100

(1) A l'exception des bâtiments pratiquant la petite pêche ou le bornage et ayant un équipage de moins de 16 hommes et des navires de plaisance naviguant dans le voisinage des côtes.

(2) Voir Nota page 55.

(3) Tous les paquets d'une même substance seront renfermés dans des boîtes ou des casiers bien distincts de manière que chaque médicament soit bien séparé et que des paquets de nature différente ne soient pas exposés à se mélanger.

NUMÉROS D'ORDRE.	NOMENCLATURE.	ESPÈCES des UNITÉS.	COMPOSITION du COFFRE n° 2.	COMPOSITION du COFFRE n° 3.
1	2	3	4	5
15	Sous-nitrate de bismuth (en paquets de 2 grammes avec étiquette imprimée).	Grammes.	30	100
16	Sulfate de soude (paquets de 20 grammes avec étiquette)...................	*Idem.*	200	800
17	Fioles à médecine, de 125 grammes, bouchées avec bouchons de liège.....	Nombre.	1	2

II. Médicaments pour l'usage externe.

NUMÉROS D'ORDRE.	NOMENCLATURE.	ESPÈCES des UNITÉS.	COMPOSITION du COFFRE n° 2.	COMPOSITION du COFFRE n° 3.
18	Acide borique pulvérisé (paquets de 30 grammes avec étiquette)........	Grammes.	60	300
19	Acide phénique en solution dans glycérine (poids égaux) fortement coloré en rouge, en flacon de forme spéciale et bleu de 250 ou 500^{g}, étiquette vitrifiée.	*Idem.*	250	500
20	Acide picrique pulvérisé, pour brûlures (en tubes de 12 grammes).........	*Idem.*	12	24
21	Alcool camphré.....................	*Idem.*	225	900
22	Ammoniaque liquide (dans un flacon à bouchon à pointe, étiquette vitrifiée).	*Idem.*	25	25
23	Aristol (dans un saupoudreur) pour saupoudrer les plaies................	*Idem.*	10	25
24	Farine de lin déshuilée (boîte en fer-blanc).	*Idem.*	500	1,000
25	Onguent mercuriel simple (pot cylindrique avec couvercle en celluloïd à pression)......................	*Idem.*	//	200
26	Pommade d'Helmérich (pot cylindrique avec couvercle en celluloïd)........	*Idem.*	//	500
27	Sinapismes (moutarde en feuilles). Boîtes de 10.........................	Boîtes.	1	2
28	Sparadrap de diachylon dans un étui...	Mètres.	0,50	1
29	Sparadrap vésicant (dans un étui).....	*Idem.*	0,125	0,500
30	Teinture d'iode (verre jaune) à l'émeri, avec étiquette vitrifiée............	Grammes.	60	200
31	Vaseline boriquée à 1/10e............	*Idem.*	60	200

NUMÉROS D'ORDRE.	NOMENCLATURE.	ESPÈCES des UNITÉS.	COMPOSITION du COFFRE n° 2.	COMPOSITION du COFFRE n° 3.
1	2	3	4	5
	III. Objets de pansements.			
32	Bandages de corps	Nombre.	1	2
33	Bandages herniaires côté droit	*Idem.*	//	1
34	Bandages herniaires côté gauche	*Idem.*	//	1
35	Bandes de crêpe	*Idem.*	1	4
36	Bandes de gaze [1] apprêtée à pansements (paquets de 10) de 5 m. × 0 m. 07.	Paquets.	1	2
37	Bandes de gaze [1] apprêtée à pansements (paquets de 10) de 5 m. × 0 m. 10.	*Idem.*	//	1
38	Bandes roulées [1] en toile de coton purifiée (paquets de 10) de 3 m. × 0 m. 04.	*Idem.*	1	2
39	Bandes roulées [1] en toile de coton purifiée (paquets de 10) de 5 m. × 0 m. 07.	*Idem.*	//	1
40	Compresses moyennes de 0.55 × 0.45 de gaze phéniquée à 10 p. 1,000 (paquets de 2), 5 paquets de 2 réunis dans une enveloppe commune	Paquets de 2.	5	10
41	Coton hydrophile purifié (paquets de) de 25 grammes	Nombre.	4	12
42	Coton hydrophile purifié (paquets de) de 50 grammes	*Idem.*	2	4
43	Coton hydrophile purifié (paquets de) de 100 grammes	*Idem.*	1	3
44	Coton hydrophile purifié (paquets de) de 250 grammes	*Idem.*	//	1
45	Doigtiers en peau de mouton	*Idem.*	//	10
46	Écharpes triangulaires (pièce de linge de 1 mètre de côté)	*Idem.*	1	2
47	Écharpe de Mayor	*Idem.*	1	2
48	Épingles de sûreté assorties en laiton étamé (boîtes de 12)	Boîtes.	//	2
49	Gaze à pansements non apprêtée et purifiée en paquets de 0 m. 70 × 1 m.	Paquets.	2	6
50	Gaze à pansements non apprêtée et purifiée en paquets de 0 m. 70 × 5 m.	*Idem.*	1	3
51	Gaze à pansements non apprêtée et purifiée en paquets de 0 m. 70 × 10 m.	*Idem.*	//	1
52	Grand linge	Kilogr.	1	3

[1] Chaque bande sera enveloppée isolément dans le paquet de 10.

NUMÉROS D'ORDRE.	NOMENCLATURE.	ESPÈCES des UNITÉS.	COMPOSITION du COFFRE n° 2.	COMPOSITION du COFFRE n° 3.
1	2	3	4	5
53	Pansements tout préparés phéniqués à 10 p. 1,000 — grands [1]	Nombre.	//	1
54	— moyens	*Idem.*	1	2
55	— petits	*Idem.*	2	4
56	— très petits	*Idem.*	3	9
57	Savon blanc (Morceaux de 100 gr.) [2]	*Idem.*	5	10
58	Tissu imperméable pour pansements	Mètres.	0,50	1
59	Suspensoirs	Nombre.	1	2

IV. Appareils, ustensiles, objets divers.

(Base de délivrance suivant le chiffre des personnes embarquées.)

			COFFRE A 1re catégorie (de 1 à 15 hommes).	COFFRE B 2e catégorie (de 16 à 100 hommes).
60	Attelles avec drap fanon formant appareil avec lacs à boucles pour — cuisse	Nombre.	1	1
61	— jambe	*Idem.*	1	1
62	— bras	*Idem.*	1	1
63	— avant-bras	*Idem.*	1	1
64	Assiettes en grès	*Idem.*	1	1
65	Baignoires pour la main, en tôle émaillée	*Idem.*	1	1
66	Bassin en tôle émaillée pour pansements	*Idem.*	1	1
67	Bassin de commodité en étain ou tôle émaillée [2]	*Idem.*	//	1
68	Capsule à fond plat (tôle émaillée pour faire bouillir 1 litre d'eau)	*Idem.*	//	1
17	Courtines (fioles de 125 grammes)	*Idem.*	//	4
69	Crachoir individuel en tôle émaillée, avec couvercle non percé de 10 à 12 centimètres de diamètre	*Idem.*	//	1
70	Entonnoir en tôle émaillée (12 centimètres de diamètre)	*Idem.*	//	1

[1] Voir nota p. 55.

[2] Dans les coffres ou hors des coffres.

NUMÉROS D'ORDRE. 1	NOMENCLATURE. 2	ESPÈCES des UNITÉS. 3	COFFRE A 1re CATÉGORIE (de 1 à 15 hommes.) 4	COFFRE B 2e CATÉGORIE (de 16 à 100 hommes.) 5
71	Irrigateur Éguisier en cuivre, de 50 centilitres, avec tube et canule...	Nombre.	1	1
72	Papier enveloppe..................	Feuilles.	5	10
73	Pot pour bains locaux..............	Nombre.	//	2
74	Pots à tisane en faïence de 1 litre.....	*Idem.*	//	1
75	Thermomètre de clinique à maxima dans l'eau.........................	*Idem.*	//	1
76	Urinal en verre fort pour hommes.....	*Idem.*	//	1
77	Ventouses en verre................	*Idem.*	1	2
78	Conserves de lait en boîtes soudées de 500 grammes..................	Boîtes.	4	8
79	Boîte en bois à coulisse renfermant :	Nombre.	1	1
80	Fil à coudre, 15 grammes.			
81	Ciseaux forts, de lingère, 1.			
82	Aiguilles à coudre, dans un étui, 5.			
83	Épingles ordinaires, dans une boîte, 50 grammes.			
48	Épingles de sûreté (laiton étamé). Boîtes de 12, 2.			
84	Spatule en bois, petite, 1.			
45	Doigtiers en peau de mouton, 10.			
85	Compte-gouttes ordinaire avec étui, 2.			
86	Éprouvette en verre, de 3 centilitres, 1.			
87	Bouchons pour courtines, 10.			
88	Pince à dissection taillée en lime, 1.			
89	Pinceaux à pansement (blaireaux petits), 2.			
90	Pinceau pour teinture d'iode dans tube bouché, 1.			
91	Soie phéniquée (dans un tube en verre bouché), 2 mètres.			
75	Thermomètre de clinique à maxima, dans 1 étui, 1.			
92	Sonde de Nélaton n° 13, dans un étui ou dans une boîte, 1.			
93	Seringue en verre, à bout rond dans un étui, 1.			
94	Seringues en verre, à bout effilé dans un étui, 2.			

NUMÉROS D'ORDRE. 1	NOMENCLATURE. 2	ESPÈCES des UNITÉS. 3	COFFRE A 1re CATÉGORIE (de 1 à 15 hommes.) 4	COFFRE B 2e CATÉGORIE (de 16 à 100 hommes.) 5
95	Étiquettes gommées en papier rouge (poison), 10.			
96	Pièce de ruban de fil, de 15 mètres, 1.			
97	Petite brosse à ongles, sans manche, 1.			
98	Flacons carrés de 1 litre étiquette vitrifiée bouchés à l'émeri en verre. — blanc rempli d'une solution d'acide borique à 30 p. 1,000.....	Nombre.	1	1
99	bleu clair rempli d'une solution phéniquée, forte à 50 p. 1,000..	*Idem.*	1	1
100	jaune rempli d'une solution picriquée à 12 p. 1,000.......	*Idem.*	1	1

V. Désinfectants (toujours hors coffre).

101	Chlorure de chaux.................	Kilogr.	5	10
102	Crésylol sodique liquide.............	*Idem.*	5	10

Nota. — Tous les bâtiments naviguant sur les côtes d'Afrique ou encore dans les régions où la fièvre intermittente est endémique recevront un supplément de chlorhydrate de quinine et de teinture de quinquina égal à la quantité allouée normalement.

Tout navire ayant à bord un générateur de vapeur recevra en supplément 2 grands pansements tout préparés (éléments stérilisés à la vapeur sous pression). Ces 2 pansements aseptiques seront renfermés dans deux étuis en fer-blanc et constitueront une réserve précieuse en coton et gaze aseptiques pour panser les brûlures même très étendues.

TABLE ANALYTIQUE.

INSTRUCTION MÉDICALE.

PREMIÈRE PARTIE.

ÉNUMÉRATION DES MÉDICAMENTS ET OBJETS DE PANSEMENT, ETC., AVEC LE *MODE D'EMPLOI.*

DEUXIÈME PARTIE.

NOTICE SUR LES MALADIES LES PLUS FRÉQUENTES PARMI LES MARINS.

TROISIÈME PARTIE.

SOINS À DONNER AUX BLESSÉS ET AUX VICTIMES D'ACCIDENTS.

QUATRIÈME PARTIE.

CONSEILS D'HYGIÈNE.

ANNEXES.

TABLE ALPHABÉTIQUE.

www.ingramcontent.com/pod-product-compliance
Ingram Content Group UK Ltd.
Pitfield, Milton Keynes, MK11 3LW, UK
UKHW022133260726
13993UKWH00003B/1407

9 782329 147376